Meiti Suxing

美容美体与健康管理丛书

美体塑形技术

梁超兰 林 山 熊 蕊 / 主 编
陈志峰 张秋月 陈 娟 / 副主编

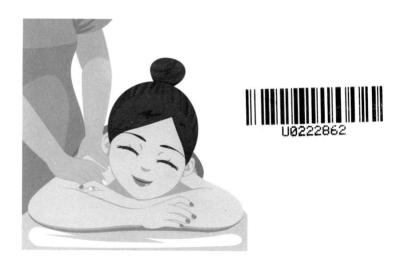

U0222862

化学工业出版社
·北京·

内 容 简 介

本书遵循"三基五性"的基本原则，依据国家美容师资格考试、1＋X考试标准，强调美容专业人员对美容美体与保健知识的实际应用能力，突出现代职业教育教学理念，配套有课件、操作视频、自测题等数字资源。

全书分绪论、上篇身体基础护理（身体护理服务流程、身体按摩技术）、下篇身体塑形护理（减肥护理、美胸护理、臀部护理）共五个项目。全面讲述并示范了身体塑形方面的内容。

本书适合高职高专医学美容技术、美容美体艺术、人物形象设计等专业师生使用，也可以用于美容职业培训和美容养生相关行业人员的培训教育。

图书在版编目（CIP）数据

美体塑形技术 / 梁超兰，林山，熊蕊主编. — 北京：
化学工业出版社，2022.9（2024.10重印）
（美容美体与健康管理丛书）
ISBN 978-7-122-41698-8

Ⅰ. ①美… Ⅱ. ①梁… ②林… ③熊… Ⅲ. ①保健-
教材②美容-教材 Ⅳ. ①R161

中国版本图书馆 CIP 数据核字（2022）第 115784 号

责任编辑：李彦玲　　　　　　　　　　　　文字编辑：何金荣
责任校对：杜杏然　　　　　　　　　　　　装帧设计：水长流文化

出版发行：化学工业出版社（北京市东城区青年湖南街 13 号　邮政编码 100011）
印　　装：北京新华印刷有限公司
787mm×1092mm　1/16　印张 9¼　字数 188 千字　2024 年 10 月北京第 1 版第 3 次印刷

购书咨询：010-64518888　　　　　　　　　售后服务：010-64518899
网　　址：http://www.cip.com.cn
凡购买本书，如有缺损质量问题，本社销售中心负责调换。

定　　价：49.80 元

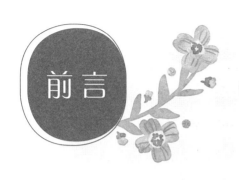

前言

为了贯彻落实《国家职业教育改革实施方案》，推动高职高专医学美容技术专业、美容美体艺术专业教育教学改革，培养高素质技术技能型美容技术人才，在总结近几年《身体护理技术》教学经验的基础上，结合美容行业职业标准，依据各医疗美容机构、美容企业岗位能力要求，分析典型工作任务，确定教学内容及各项目任务而编写了《美体塑形技术》教材。

本教材遵循"三基五性"的基本原则，即基本理论、基本知识、基本技能和科学性、先进性、实用性、针对性、启发性，突出学生综合职业能力的培养。教材具有现代职业教育理念，编写具有以下特点：

一是本教材校企合作双元开发，编写团队从行业岗位的实际调研出发，分析岗位职业能力，设计教材大纲及模块-项目-任务设置。以美容行业职业标准及岗位能力要求为依据，以工作过程为导向，立足专业人才培养目标，将教学内容整合以模块化、项目、任务式表现。其中包括绪论、上篇身体基础护理两个项目、下篇身体塑形护理三个项目。在内容的安排上，以工作任务为导向，以素质、技能培养为主线，淡化了教材内容的纯理论性，兼顾了基础性和实用性。

二是在编写体例上，针对高职高专学生基础薄弱、思维活跃、对信息网络熟悉等特点，注重激发学生的学习兴趣，每个项目都展示了学习目标，其中包括素质（含德育）目标，以便于学生清晰地学习并抓住学习要点；以"导学案例"为引导，提出相应的思考问题，设计教学活动，使学生通过对案例的分析来提升素养、获取知识与技能，思政元素有机融入，培养其分析问题和解决问题的能力；穿插知识拓展，激发学生的学习兴趣。

三是教材体现了"互联网+"的教育发展理念，突出创新教材教学模式，项目与任务中配备有数字资源课件、实操视频、自测题二维码；提供与本课程相关的在线开放课程《身体护理技术》学习资源，师生可以登录网站学习；同时共享云课堂智慧职教平台《身体护理技术》混合优质课程学习资源等，方便学生随时随地、碎片化的学习，提高学习兴趣和自主探究能力，提高学习效果。

四是强调职业针对性。项目操作流程，以顾客为中心，模拟工作情境。在教材的编写中，充分考虑工作情境对教学过程、教学效果的影响，利用美容仪器、设备、产品及案例营造具有真实工作情境（职业环境）特点的教学环境。最后，教材内容及文字简明，安排合理，详略得当，重点突出，图文并茂，充分体现了教材的实用性。

本书编写以"双高建设"为契机，基于第一批立项校级精品在线课程—身体护理技术（项目编号：2019C002）、第一批校级"课程思政"示范课程—身体护理技术（项目编号：2019JG15）、第一批校级"基于平台的混合式优质课程"—身体护理技术（项目编号：2020JC23）、第一批校级新形态立体化教材《美体塑形技术》（项目编号：2021JG16）编写而成。

本书由湖北职业技术学院梁超兰、辽东学院林山、湖北孝感美珈职业学院熊蕊担任主编；湖北省孝感市第一人民医院陈志峰、湖北航天医院张秋月、湖北职业技术学院陈娟担任副主编；湖北职业技术学院黄章珑、温中梅，北京留指间玉健康管理有限公司阮夏君、秦晓瑞，湖北省孝感市安丽尔美容美体有限公司程英华参编。

在教材的编写过程中得到了各位编者及相关用人单位的大力支持，在此表示衷心的感谢！由于医学美容技术专业的特殊性，加上编者水平有限，书中难免会有不足和疏漏之处，恳请广大读者予以指正。

编者

2022年2月

本课程学习教学相关网站

1. 智慧职教MOOC网址：

   https://mooc.icve.com.cn/design/course/courseOpenIndex.html

2. 云课堂智慧职教网址：

   https://zjy2.icve.com.cn/teacher/mainCourse/mainClass.html?courseOpenId=csucavipa7dmlz5hvuixq（《身体护理技术》云课堂智慧职教混合教学平台）

目录

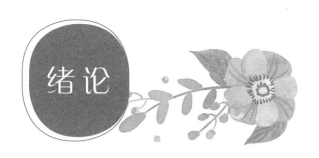

教学ppt

绪论

一、 美体塑形技术的起源和发展

人类从诞生的第一天起就开始了对美的追求。古人在创造劳动工具的同时，也为自己创造了各式各样的装饰和美容用品，从由石头、贝壳、骨头、陶瓷、象牙制作的项链、耳饰，到由金属、宝石制成的衣饰、戒指、头饰等。还有利用自然界丰富的植物和动物的脏器提炼制造的美容护肤品、化妆品。直至今日，民间还流传着直接用植物的茎、叶来护肤、护发、美甲的方法。

在古埃及，人们用动物的油脂涂抹皮肤以防飞虫的叮咬，用树脂、树根和树皮制造香水和化妆品，在沐浴后用香油、香水或油膏滋润皮肤。古埃及人对身体护理有着丰富的内涵和讲究，他们认为，香熏、沐浴、芳香剂及化妆品的使用可以净化自己，与宇宙达到平衡。

在古希腊医学奠基人希波克拉底医师的著作中，出现了不少关于身体保健、美容知识和方法的介绍。如，经常沐浴和按摩会使皮肤变得光滑柔嫩，涂抹香脂可以帮助妇女恢复皮肤的活力等。古希腊人的沐浴方式多种多样，如热水盆浴、热气熏蒸等。

古罗马人继承了许多古希腊人的习俗并得以发展，他们以"浴疗"来进行美体美肤。公元前25年，罗马帝王建立了第一个"温泉浴室"，相对现代而言，那是一个奢侈的SPA场所，有完备的沐浴设备，专用的理疗室，还有图书室、运动厅、餐厅和剧院等。他们还把从植物中提取的香精滴入洗澡水中，并用海绵蘸取从植物提取的香液来擦洗身体。

在我国，身体养生保健历史源远流长。商周时期人们就知道洗澡、洗面，甲骨文中就有"沐"和"浴"等字，可见此时是身体护理的萌芽时期。到了战国时期，出现了面脂、唇脂和发蜡等。《山海经》《养生方》等书籍中记载了治疗痤疮、防治皮肤皱褶的药物和助人长寿的药方。

秦汉时期，在《黄帝内经》这部巨著中，涉及养生保健、美容美体的内容出现于多个篇章中。这部著作从人体、自然、社会的整体观来审视人的健康与美丽，认为人不是孤立存在的，与社会的协调、平衡构成了人与社会的统一，与自然界的协调、平衡构成了天人相应的统一，体内与体表的协调、平衡构成了人体自身的统一。这些理论为身体护理的发展奠定了基础。秦汉时期的《神农本草经》收载了365种药物，其中具有身体养生保健和美容治疗作用的药物约160余种。如白芷，长于润泽肌肤，可作面脂等。

唐代，由于政治稳定、经济繁荣，身体美容保健的发展也日趋完善。著名医家孙思邈的《千金翼方》记载了很多美化身体皮肤、面容、毛发和治疗面部疾患的方剂，还介绍了针灸美容、膳食美容、养生美容等各种方法，并通过自身实践证实了养生长寿驻颜理论。

宋代，王怀隐等人编著的《太平圣惠方》中载有大量美容方剂和方法。其中第40、41卷以美容方为主，如"令面光泽洁白诸方""生发令长诸方""令发润泽诸方"等。元代的《御药院方》记载了宋、金、元三代的宫廷秘方千余首，其中有180余种美容和身体养生保健方，如"皇后洗面药""玉容膏""益寿地仙丸"等。

明代李时珍所著《本草纲目》介绍了有关美容药物270余种，功效涉及增白、驻颜、治疗粉刺、抗皱及美体等方面，如"李花、梨花、木瓜花、杏花、樱桃花，并入面脂，去黑黚皱皮，好颜色"，为美容、身体保健打下了良好的基础。

清代，身体护理得到了较大发展。从宫廷医案中可以看出当时宫廷美容已达到相当高的水平。慈禧太后用人乳沐浴，鸡蛋清抹脸，西桂汁洒身，口服珍珠粉。

近代工业革命在给社会带来繁荣的同时，也给人类带来了更加灿烂的美容文化，皮肤、头发、身体保养及美体瘦身的各种类型的化妆品在20世纪20年代大量上市。30年代，欧洲就已经将电疗身体护理仪作为美体塑形的一种标准方式。在中国，由于电疗身体护理仪价格较贵，当时只有少数规模较大的美容院才使用。第二次世界大战时期，电影成了女性在服饰、发型及化妆方面的引导。战后的繁荣，又引起了人们对时髦服饰、发型及化妆品的极大兴趣。化妆品在大多数家庭中被广泛使用。美容院、按摩院及养生馆开始在使用方法上有了更多的认识。皮肤的保养更注重科学性与合理性，注重运动、膳食、心理的全面平衡。而各种美容仪器的诞生，药物、医疗手段的应用，不仅使美容的内容从局部扩展到全身，而且使美容学的概念有了全新的内涵。纵观历史，可以发现，美容美体是随着人类的爱美天性而出现，随着人们的需求而发展的。爱美，是人类天性的永恒追求。

随着时代的发展，女性拥有更多、更先进的美体塑身的新技术新方法，如手法按摩减肥、仪器塑形及产品美肤等。根据不同顾客的需求选择美体瘦身、丰胸美乳、塑臀美臀项目。符合当代女性目前以健康为前提的形体塑造理念，尤其是随着形体健康管理这一综合管理理论的不断成熟，美体塑形不仅关注形体美，也关注形体健康。现代美体更注重回归自然，很多大型的度假SPA都是建立在具有天然环境的地区，在这样的环境中，人们能够身心放松，与大自然协调、平衡，达到天人合一的状态。因此，人们更容易接受天然的、能给人体带来良好效用的美体塑身方法和产品。

二、美体塑形技术的方法与作用

　　美体塑形是指通过运用各种护理产品和护理方法，配合视觉、听觉、嗅觉、味觉、触觉等感觉疗法和心理调适，达到缓解压力、保养皮肤、雕塑体形、解决身体的亚健康问题，促进人体的生理、心理和社会协调发展和人体健康美的综合性护理方法。

　　SPA是美体护理的内容之一。SPA是希腊语Solus（健康）Par（在）Aqua（水中）的缩写，意为"健康之水"，是指人们利用天然的水资源结合沐浴、按摩和香熏来促进新陈代谢，满足人体视觉、味觉、触觉、嗅觉等，达到一种身心畅快的享受。

1. 水疗

　　水疗属于物理疗法。按使用方法可分泡浴、淋浴、喷射浴、漩水浴、气泡浴和汗蒸浴；按温度不同可分高温水浴、温水浴、平温水浴和冷水浴；按所含药物可分碳酸浴、松脂浴、盐水浴和淀粉浴等。

　　（1）概念　水疗是指用各种不同温度、压力和成分的水，以不同形式和方法，即浸、冲、擦、淋洗作用于人体全身或局部，以缓解身体疲劳、肌肉酸痛、精神压力，达到放松减压、防病治病目的的一种方法。水疗简便易行，不像药物疗法那样副作用较多，也不像矿泉疗法受疗养地点、环境、条件的限制。由于水的比热容和热容量均很大，携带热能比较容易。其传热的方式有传导和对流。水除传热作用外，不仅有浮力、压力和水流、水射流的冲击等机械作用，还可溶解各种营养物质、药物起治疗作用。水疗时应根据顾客或患者病情的需要决定水的温度、方法及药物。如泡浴、淋浴、喷射浴和冷水浴多用于增强体质和养生美体；临床常用浸浴治疗自主神经功能失调、神经器官功能症、全身性皮肤病、关节炎等；漩涡浴水中运动治疗运动功能障碍、神经系统疾病。

知识拓展

古代水疗的运用

　　我国沐浴历史悠久，早在3000多年前的殷商时代，甲骨文中就有沐浴的记载。《周礼》中也有"王之寝中有浴室"的记载。到春秋时期，我国人民已开始使用专门的设备来洗澡了。南朝梁简文帝萧纲曾著有《沐浴经》三卷，这是我国至今发现的最早研究洗澡的专著。

史书记载，公元334年，东晋石虎在邺城盖了"燫龙温池"，这是我国较早的大型私人浴室。西安临潼闻名中外的温泉浴室"华清池"，则建于唐代。

宋代，随着商业的繁荣，营业性的公共浴室应运而生。宋代吴曾的《能改斋漫录》中，有"公所在浴处，必挂壶于门"的记载，说明宋代的公共浴室还挂有招徕顾客的标志。非但如此，当时已出现了代客擦背的专职服务人员，他们很受洗澡人的欢迎。苏东坡曾在一首《如梦令》词里赞叹过他们的劳动："寄语揩背人，昼日劳君挥肘。"至16世纪，我国的公共浴室就相当普遍了。

（2）作用　① 对皮肤的作用：皮肤有大量的脊神经和自主神经末梢，水对末梢神经的刺激，能影响中枢神经和内脏器官的功能，达到镇痛、镇静、催眠、消炎、退热、兴奋、发汗、利尿、降低肌肉紧张度、缓解痉挛、促进新陈代谢和改善神经系统调节功能等作用。② 对心血管的作用：全身温水浴时（36～38℃），周围血管扩张，血压下降，心跳加快，体内血液再分配。若血液再分配改变加剧时，会出现面色改变、头痛、头晕、耳鸣、眼花等脑血管循环降低的症状，尤见于体弱、贫血或高血压病、有脑卒中倾向患者。因此温水浴时应注意密切观察，尽量避免发生上述症状。全身热水浴时（39℃以上），血压开始上升，继而下降，然后再上升。先是在高温下血管发生痉挛，继而血管扩张，出现心跳加快，心脏负担加重，健康人和心脏代偿能力良好者表现明显。全身冷水浴时，初期毛细血管收缩，心跳加速，血压上升，不久又出现血管扩张、心跳减慢、血压降低，立刻减轻了心脏的负担。因此寒冷能提高心肌能力。③ 对肌肉的作用：在热的作用下，血管扩张、血氧增加、代谢加速，有利于肌肉疲劳的消除。短时间冷刺激可提高肌肉的应激能力，增加肌力，减少疲劳。但要避免长时间的冷刺激。④ 对泌尿系统的作用：温热刺激能引起肾脏血管扩张而增强利尿；热水浴时，由于大量出汗，排尿量反而减少。长时间温水浴后血液循环改善，24小时内钠盐和尿素的排出量增加。冷水浴时出汗少，排尿量相对增多。⑤ 对汗腺分泌的影响：热水浴后汗腺分泌增强，排出大量汗液，有害代谢产物和毒素排出增多，具有减肥瘦身的作用。同时也会损失大量氯化钠，出现身体虚弱，应补充适量盐水。⑥ 对神经及循环代谢的影响：冷水浴可增加气体代谢、脂肪代谢和血液循环，促进营养物质的吸收，亦可能兴奋神经。日常生活中，人们常用冷水喷洒头或面部以促使昏迷者苏醒。全身温水浴能引起体液密度和黏稠度增加，血氧氧化过程加速，基础代谢率增高。热水浴（40℃以上）后神经兴奋，继而出现全身疲劳、嗜睡。

2. 身体皮肤保养

（1）概念　身体皮肤保养主要是通过清洁皮肤、去角质、敷身体膜、涂抹身体乳等操作方法进行的皮肤养护。

（2）作用　① 清洁皮肤，减少皮肤毛孔堵塞。② 去角质。③ 给皮肤补充营养。④ 促进皮肤健康、润滑。

3. 身体按摩

（1）概念　按摩者用按摩介质，通过手法或者按摩仪器在身体特定的部位进行按抚、按压的技法称为身体按摩。常见的按摩方法有手法按摩和仪器按摩。手法按摩有推运类、按压类、揉捏类、叩击类、振动类手法及摩擦法等。

（2）作用　① 对循环系统的作用：扩张血管、促进血液循环、改善心肌供氧、加强心脏功能，帮助清除血液中的有害物质；改善淋巴循环，加速水和代谢产物的吸收和排出，消除身体各部位的肿胀、痉挛。② 对呼吸系统的作用：在胸部或颈背部进行按摩，通过对经络、穴位、神经等的刺激及传导作用，提高肺活量，改善呼吸功能，增强肺组织的弹性，使呼吸系统保持良好的状态。③ 对消化系统的作用：使胃肠道平滑肌收缩力增强，加速胃肠蠕动；通过刺激交感神经，使支配内脏器官的神经兴奋，促进胃肠消化液的分泌。④ 对免疫系统的作用：提高人体的免疫力，使白细胞的数量增加，增强白细胞吞噬细菌的能力。⑤ 对神经系统的作用：局部按摩可使周围神经兴奋，加速传导反射作用；可镇静神经，减小其敏感性，使疼痛症状缓解或消失。⑥ 对运动系统的作用：可使肌肉纤维被动式活动，放松肌肉，消除肌肉疲劳；按摩使血液循环加快，肌肉需要的氧气和营养物质得到及时补充，促进乳酸等代谢产物的吸收和排泄，提高肌肉的运动能力；防止肌肉萎缩，恢复和保持肌肉的正常生理功能；预防肌肉紧张及酸痛。⑦ 对皮肤的作用：促进干性皮肤的皮脂分泌，滋润及营养肌肤；增加皮肤的弹性，延缓皱纹的出现；促进血液循环，使皮肤柔软、光滑，减少皮肤粗糙度，以改善肤色；改善淋巴循环，促进废物排泄，改善皮肤瑕疵。

4. 健美形体

主要项目为身体按摩项目、减肥护理、美胸护理及臀部护理等。通过个性化的方案设计并进行调理，改善身体的亚健康状态，达到瘦身、丰胸、美臀的效果。

思考题

1. 美体塑形的概念是什么？
2. 水疗的方法及作用有哪些？
3. 身体按摩对身体各大系统的作用有哪些？

▶ 自测题 ◀

上篇

身体基础护理

▶ 教学ppt ◀

│项目一│身体护理服务流程

项目描述

  本项目主要介绍身体护理服务流程，任务一身体评估与诊断：接待与咨询、身体分析评估、护理诊断。任务二设计护理计划：护理目的、护理方案设计。任务三实施护理计划：准备工作、身体清洁、身体按摩、仪器设备、敷身体膜。任务四护理评价：效果评价、记录结账、整理工作、跟进回访。

任务一 身体评估与诊断

素质目标

具有良好的人文意识，养成良好的职业道德。

知识目标

1. 了解身体皮肤分类、特点。
2. 熟悉人体体型分析的目的，特殊体型常发生的部位及其特征，身体皮肤上的特殊情况，以及肌调分析、脂肪分析、水肿检查、血液循化分析、体重分析的作用和意义。
3. 掌握体重与围度的测量方法。

能力目标

1. 能说出体型的类别及其特点。
2. 能复述人体健美体型的基本标准。
3. 能说出体型分析、皮肤判断、肌调分析、脂肪分析、水肿检查、血液循环分析的方法。

导入情境

章某，女，47岁，家庭主妇，平时除做家务外，经常久坐，运动少，较少关注自己的皮肤、身体状况。近来体重明显增加，睡眠欠佳，易烦躁，血压升高，想通过美容护理调理身体及改善身材。美容师小王热情地接待顾客，并带其称体重，开始做身体护理。

工作任务：

1. 你觉得小王的做法是否正确，为什么？
2. 作为美容师，你认为应该怎么做？

一、接待与咨询

对于任何一家美容院（或养生馆），统一标准的护理服务流程对其经营管理发挥着至关重要的作用，不仅能够提高店面专业度和顾客满意度，而且能实现美容院规范化运营。因此，一家好的美容院（或养生馆）必须有一套标准化的身体护理服务流程。

1. 接待

（1）迎客　到门外迎接客人，标准指引动作，请顾客入座（图1-1）。

（2）奉茶　依顾客喜好准备茶水。

2. 咨询

（1）基本情况　姓名、性别、年龄、生日、职业、工作、联系方式等。

（2）健康状况　是否有病史、过敏史、药物治疗史，月经及睡眠情况等。

（3）心理状况　压力、精神状态、护理态度，对皮肤、体型的关心程度。

（4）习惯特征　生活习惯、饮食习惯、消费习惯、日常护理习惯（图1-2）。

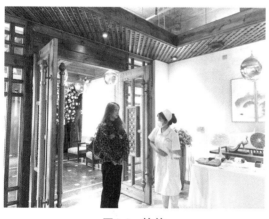

图1-1　接待

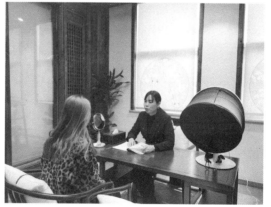

图1-2　咨询

二、体型分析评估

在为顾客进行身体护理前，对顾客进行专业的身体分析，可以获得顾客的体型、皮肤情况、肌肉弹性等信息，为制订合理的护理计划提供依据。

1. 体型分析方法

（1）正确站姿　进行身体分析时需要顾客以标准站姿站立。身体保持直立，头正、颈直，双目平视前方，双肩平行。胸部比腹部略向前，腹部微收，臀部收拢。两腿并拢，双脚稍稍向外展开。侧面观人体耳垂、肩顶、髋关节、膝关节和足踝在一条直线上。

（2）人体健美体型的10个标准

① 站立时，头、躯干和下肢的纵轴在同一直线上，此直线与地面垂直，双足和膝盖自然靠拢。

② 头面各器官和上下肢比例符合黄金分割定律。

③ 皮肤柔润光泽，皮下脂肪适量，肌肉发达、丰满匀称。

④ 双肩对称，男宽女圆。

⑤ 成人胸廓前后径与横径之比为3∶4，背部略呈"V"形。

⑥ 女性乳房挺拔呈半球形（乳房高度约是乳房基底直径的二分之一），富有弹性，无松弛下垂现象。

⑦ 腹部扁平不突出，下腰细而紧实。

⑧ 臀部圆实，上肢纤细，小腿紧实适中。

⑨ 胸围∶腰围∶臀围=（身高×0.51）∶（身高×0.34）∶（身高×0.542），臀与胸、腰共同形成了身体柔美曲线。

⑩ 体重符合或接近标准体重。

2. 体型分类

体型是身体的外部形态特征和体格类型。骨架、发育情况和脂肪囤积程度是构成体型的三大基础。体型分类有多种方法，各种分类方法选择的参照指标各不相同，按照人体脂肪的蓄积量和肌肉的发达程度，可将人体分为五种体型（表1-1）。

表1-1　五种体型

类型	体质	体重	脂肪	肌肉	四肢	手足	其他
瘦弱型	瘦弱	轻	少	不发达	细	小	头小、颈细、肩窄、胸围小，肋间隙大
匀称型	瘦弱和健壮之间	适中	薄	欠发达	匀称	匀称	匀称
健壮型	健康	标准	丰满	发达	发达	粗大	头大、颈粗
肥胖型	特胖和健壮之间	超过正常	超过正常	与健壮型相似	发达	发达	头大、颈粗
特胖型	特胖	超重	超常沉积	与脂肪不成正比	粗	粗	头大、颈部长度消失，腹部前突

3. 特殊体型

（1）分析体型特殊问题的意义　美容师认真观察顾客的各个部位，明确特殊体型缺陷的原因，哪些体型的缺陷是能够通过护理加以改善的，哪些是不能解决的。如果这些问题是由于姿势不正确造成的，则可以通过美容师的建议让顾客有意识地纠正并加以改善，脂肪局部囤积过度可以通过美容院（或养生馆）护理手段和家居护理的饮食、运动、作息等进行综合调理。

（2）特殊体型问题好发部位　肩部、脊柱、手臂、腰腹部、腿部、足部（表1-2）。

表1-2　特殊体型问题好发部位

部位	特点
肩部	肩部有外展、前倾、斜肩等形体缺陷
脊柱	脊柱有正常的生理弯曲，有驼背或者脊柱侧凸等缺陷
腰腹部	腰腹部脂肪囤积，髋骨有倾斜
手臂	手臂过粗、过细，肌肉松弛等
腿部	腿部脂肪囤积，存在"X"形腿，"O"形腿等缺陷
足部	有扁平足现象

知识拓展

不良的姿势引起异常腿形

（1）**走姿**　走路的时候，走外"八"字步，腿向侧边用力，给膝关节一个外推力，膝关节的外侧副韧带就受到牵拉和冲击。如果长期下去，膝关节外侧副韧带就会松弛，膝关节的外侧结构不稳定，膝关节就会向内旋。

（2）**坐姿**　跷二郎腿坐、盘坐、跪坐，这三种坐姿，都可能导致腿形异常甚至骨盆或脊柱形态改变。

（3）**站姿**　站立时，如果长时间重心落在一条腿上，受重力的一条腿膝关节会受到向外的力，而内旋角度增加，就会形成"O"形腿或者"O"形腿加重。

（4）**睡姿**　睡觉的时候，交叉脚睡觉的姿势，会向外撑膝关节，导致腿形变化。

三、　皮肤状态分析

（1）**身体皮肤分型**　身体皮肤的类型根据皮肤的皮脂分泌量而定，一般可以分为油性、中性、干性、混合性四类（表1-3）。

表1-3　身体皮肤分型

皮肤类型	特点
油性皮肤	皮脂分泌旺盛，皮肤油腻，容易出现粉刺、暗疮，主要出现在背部或胸前
中性皮肤	皮脂分泌适中，皮肤滋润，光滑而不油腻，没有粉刺，但是容易干燥紧绷、脱皮

续表

皮肤类型	特点
干性皮肤	皮脂分泌少，皮肤由于缺乏油脂的保护，水分容易丧失，变得干涩、紧绷，容易脱皮
混合性皮肤	两种或两种以上的皮肤类型，通常前、后背比较油腻呈油性皮肤状态，四肢则比较干燥或者呈中性皮肤状态

（2）皮肤常见特殊情况　仔细观察皮肤上有无特殊情况（表1-4），记录并给出护理建议。在设计护理方案时，对皮肤的特殊情况要予以考虑，同时在护理实施的过程中也要引起重视或者避开。

表1-4　皮肤常见特殊情况

类型	皮肤病	创口	出血	异常凹凸	多毛	皱纹	文身	静脉曲张
特征	炎症传染	炎症感染	毛细血管脆弱、血液疾病	痣、疣、瘢痕	多余的毛发	皮肤的伸展纹	各种文身	静脉曲张明显

四、肌肉状态分析

肌肉状态是指肌肉的弹性和饱满程度，也称肌调。良好的肌肉弹性能够使人体外形看起来丰满。检查肌调的方法是让局部肌肉紧张，美容师用手拿捏肌肉，感受肌肉硬度，肌肉硬度越高，弹性就越好。检查肌调的主要部位和方法如下：

（1）腹部　顾客半仰卧，美容师一只手托着顾客肩部，另一只手手指捏按顾客的腹部肌肉，检查肌肉弹性（图1-3）。

（2）大腿部　顾客仰卧，双腿伸直，做向上提腿的动作，美容师一只手轻轻压住顾客的足踝，另一只手拿捏大腿部前侧的肌肉，检查肌肉弹性（图1-4）。

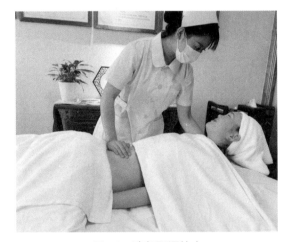

图1-3　腹部肌调检查

（3）小腿部　顾客俯卧位，双腿伸直，做向上提腿的动作，美容师一只手压住顾客的足踝，另一只手拿捏小腿部后侧的肌肉，检查肌肉弹性（图1-5）。

（4）臀部　顾客俯卧位，做向上提腿动作，美容师一只手拿捏臀部的肌肉，检查肌肉弹性（图1-6）。

（5）手臂　顾客仰卧位，做半握拳手臂屈肘动作，美容师一只手扶着顾客手臂，另一只手拿捏顾客手臂肌肉，检查肌肉弹性（图1-7）。

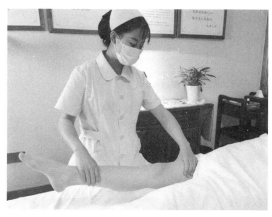

图1-4　大腿部肌调检查

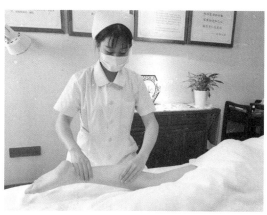

图1-5　小腿部肌调检查

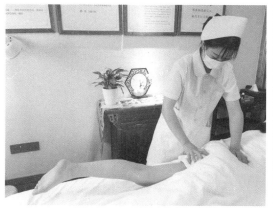

图1-6　臀部肌调检查

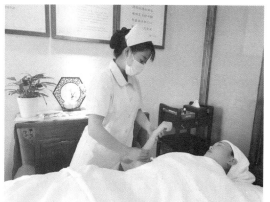

图1-7　手臂肌调检查

五、脂肪状态分析

（1）**脂肪的意义**　脂肪具有非常重要的生理意义。对于女性来讲，脂肪更能让女性呈现婀娜曲线的丰满美，但是脂肪过多会让人显得笨拙臃肿，引起亚健康问题，甚至发展为疾病。

（2）**脂肪分析方法**　从美容学上讲，局部脂肪过度堆积称作赘肉，又叫作浮肉、脂肪团、橘皮组织。检查方法：美容师双掌贴于被检测部位皮肤，相对用力挤压，观察皮肤是否出现橘皮样外观（图1-8）。如果有，则说明皮下有赘肉。

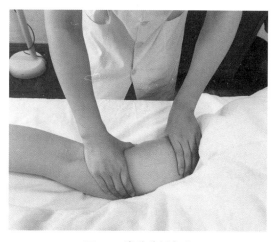

图1-8　脂肪分析方法

（3）脂肪容易囤积的部位

① 手臂后侧：在上臂的后部区域（掌背方向为后）也是脂肪容易堆积的部位，就是肱三头肌部位。

② 背部：在背部两侧肩胛骨附近的部位，如果脂肪堆积厚实，女性在穿戴内衣时会非常明显。

③ 腹部：包括侧腹部。侧腹部的脂肪比腹部正面的脂肪要难减得多。

④ 大腿内后侧：大腿内后侧囤积脂肪的情况在女性身上十分常见，有时也会发生在男性身上。而导致女性此处更易囤脂的原因在于女性盆骨的宽度较男性更大。

⑤ 大腿外侧：这个区域是最容易形成凹陷或者"棉絮"状脂肪团的地方，常被称为"马裤"。此处集中的脂肪常与大腿内侧和臀部的脂肪组织混合存在。

⑥ 臀部：这里堆积脂肪的话，只能依靠适当的锻炼来防止你的臀部下垂到大腿去。

⑦ 下背部：这里的脂肪主要和臀部的脂肪合为一体。

六、 血液循环和水肿分析

用手指按压需要检查的部位，观察被按压部位颜色恢复的速度，如果苍白的颜色很快恢复到红润、自然肤色，则说明血液循环状况良好（图1-9）。如果按压之后皮肤组织出现凹陷，复原速度慢，则说明有水肿情况（图1-10）。

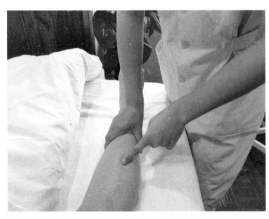

图1-9　血液循环分析

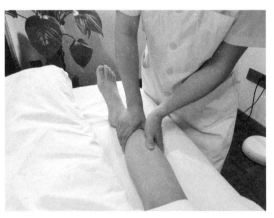

图1-10　水肿分析

七、 体重分析

（1）体重分析的重要性　通过测量体重和身高，可以分析判断出顾客的体重是否属于正常范围，如果顾客要进行体型的改善，这是一个非常重要的对照指标。

（2）体重分析的方法　体重分析主要通过标准体重计算公式计算出标准体重，然后对比分析。标准体重计算公式为：标准体重（kg）=[身高（cm）－100]×0.9。

八、 围度分析

身体各部位的围度测量可以帮助判断顾客的肥胖情况，根据顾客情况选择合适的减肥方法，围度最佳标准尺寸见表1-5。使用软尺测量顾客的胸围、腰围、臀围、大腿围、小腿围等身体围度。

表1-5　围度最佳标准尺寸

单位：cm

身高	胸部	腰部	臀部	大腿	小腿
150	79.5	55.5	81.0	46.8	28.1
151	80.0	55.9	81.5	47.1	28.2
152	80.6	56.2	82.1	47.3	28.4
153	81.1	56.6	82.6	47.6	28.5
154	81.6	57.0	83.2	47.8	28.7
155	82.2	57.4	83.7	48.1	28.9
156	82.7	57.7	84.2	48.4	29.0
157	83.2	58.1	84.8	48.6	29.2
158	83.7	58.5	85.3	48.9	29.3
159	84.3	58.8	85.9	49.1	29.5
160	84.8	59.2	86.4	49.4	29.6
161	85.3	59.6	86.9	49.7	29.8
162	85.9	59.9	87.5	49.9	30.0
163	86.4	60.3	88.0	50.2	30.1
164	86.9	60.7	88.6	50.4	30.3
165	87.5	61.1	89.1	50.7	30.4
166	88.0	61.4	89.6	51.0	30.6
167	88.5	61.8	90.2	51.2	30.7
168	89.0	62.2	90.7	51.5	30.9
169	89.6	62.5	91.3	51.7	31.0
170	90.1	62.9	91.8	52.0	31.2
171	90.6	63.3	92.3	52.3	31.4
172	91.2	63.6	92.9	52.5	31.5

续表

身高	胸部	腰部	臀部	大腿	小腿
173	91.7	64.0	93.4	52.8	31.7
175	92.8	64.8	94.5	53.5	32.0

九、 护理诊断

　　美容师为顾客进行身体分析评估及确定护理诊断，需要具备扎实的基础知识、丰富的经验和高度的责任心，在身体分析评估过程中，身体、面部状态一定要同时观察分析，并结合中医辨证理论综合分析作出全面判断（表1-6），同时为顾客建立并完善档案表。中医辨证相关理论，可参考中医基础类课程。

表1-6　护理诊断记录表

诊断记录表	
一期诊断	
面部皮肤诊断	
身体诊断	
二期诊断	
面部皮肤诊断	
身体诊断	
三期诊断	
面部皮肤诊断	
身体诊断	

 思考题

1. 为顾客做护理前为什么要进行身体分析？

2. 身体分析评估包括哪些方面的内容？

3. 简述特殊体型常发生的部位。

4. 皮肤常见的特殊问题有哪些？

▶ 自测题 ◀

任务二　设计护理计划

素质目标

耐心与顾客沟通、专业服务，不夸大护理效果，讲诚信，养成良好的职业道德。

知识目标

理解护理方案设计的意义。

能力目标

能说出疗程设计的具体方法及作用。

导入情境

胡某，女，65岁，退休干部。自述：有高血压、高血糖，平时热爱运动、生活乐观，喜欢时尚。近来睡眠欠佳，头昏脑涨，易烦躁，想通过美容院护理调理身体。美容师小张咨询了解顾客身体状况，并对其身体进行分析评估及给予护理诊断，同时结合顾客个人意愿，为其推荐多个项目的护理方案，顾客觉得活动挺实惠就付款了。

工作任务：

1. 你觉得小张的做法是否正确？

2. 作为美容师，你认为应该怎么做？

一、护理目的

身体调理是一个循序渐进的过程，所以，在身体护理开始时，我们就要与顾客沟通，告知顾客身体现状，要想达到某种状态需要多长时间的调理。只有让顾客与美容师密切配合，才能让护理效果最大化。护理目标的确定，一方面要根据顾客的身体分析评估结果，另一方面要结合顾客个人需求综合分析。护理目标可以是阶段性的，也可以长远的。

二、护理方案设计

1. 护理项目选择

应依顾客的身体状况合理选择护理项目，项目增减以循序渐进为原则，如年老、体质虚弱者或初次做护理的人群项目不宜过多，护理频率也不宜过快，切忌过度护理或夸大护理效果。

2. 设备及产品

（1）护理产品选择　应结合护理项目选择合适的护理产品。选择产品品牌及数量应酌情考虑顾客的消费能力，不强迫顾客消费，在达成共识的护理目标的前提下尊重顾客的选择。

（2）仪器设备选用　根据护理项目及顾客要求，选择护理仪器设备。

3. 疗程设计

（1）美容院护理

① 根据顾客的身体状况设计疗程，一般3~10天/次，10次为一个疗程，必要时可以增加至两个疗程。前期（称调理期）3次，隔3天做一次；中期（称巩固期）7天做一次，一般按摩周期相对于前期和后期要多，具体依顾客身体状况而定；后期（称保养期）7~10天做一次。

② 根据顾客的消费能力设计疗程，如顾客受到消费能力的限制，美容师们可以减少疗程次数，拉长护理间距和护理周期。

③ 根据效果设计疗程。对于反应敏感、见效快的年轻人，多采用短平快的疗程设计；而对于反应迟缓、见效慢的中老年人，则采用舒缓、较长时间的疗程设计。

总之，身体护理是一种健康养生的手段，以顾客需求为导向，这是我们的服务宗旨。

（2）居家护理　结合顾客自身的情况，除美容院调理外，居家护理也非常重要，美容师要从多维度为顾客设计居家护理方案，使疗程护理效果达到事半功倍。

① 合理膳食，减少不健康的饮食习惯，如不贪冰凉和过于辛辣刺激性的食物，应清

淡饮食，多喝温开水加速代谢等。

②保持良好的生活习惯，如避免久坐、适当运动、作息规律等。

③加强体育锻炼，选择适合的项目，如散步、快走、跑步、跳绳、跳舞、瑜伽、游泳、爬山等。

 思考题

1. 结合所学谈谈为顾客身体调理前，首先要精心设计方案，为什么？
2. 简述疗程设计的具体方法。

▶ 自测题 ◀

素质目标

具有人文关怀意识、法制意识，形成良好的职业道德素养。

知识目标

1. 熟悉身体按摩作用和原理，身体膜的成分、特点及作用。
2. 了解按摩介质、仪器设备及身体膜的分类。
3. 掌握清洁、按摩、敷膜的注意事项。

能力目标

1. 能熟练完成操作前准备工作。
2. 能说出淋浴、泡浴、深层清洁的方法及基本按摩手法，敷身体膜方法。

导入情境

李某，女，35岁，公司白领，经常到美容院做身体调理。某日，美容师小王为其敷灸膜时，忘记拿保鲜膜，为了图方便把加热后的整盒灸膜直接放在护理床上，最后灸膜侧翻导致李某腰部严重烫伤住院治疗。事后美容院也主动承担李某住院治疗的生活照护及全部的医疗费，但是李某要求美容院赔偿个人误工费、烫伤后伤疤整形费及精神损失费等，共计18万元。

工作任务：

1. 美容师的做法错在哪里？
2. 作为美容师，你认为应该怎么做？
3. 你认为美容院应该赔偿李某个人误工、烫伤后伤疤整形及精神损失费吗？

一、准备工作

（1）**美容师准备** 仪容仪表符合要求。

（2）**设备及用品准备** 设备功能完好，用品用具齐全（图1-11）。

（3）**环境准备** 适宜温度，播放背景音乐。

（4）**顾客准备** 换美容袍、换拖鞋、沐浴，请顾客脱鞋并仰卧于美容床，为顾客盖好毛巾、被，为其包头（图1-12）。

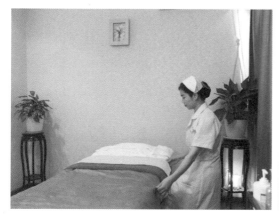

图1-11 设备及用品准备

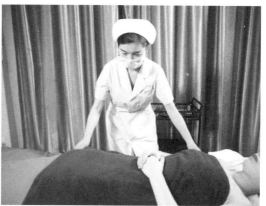

图1-12 顾客准备

二、身体清洁

身体清洁是指选择适宜的水温，运用冲洗、浸润、泡浴等方式清洗身体各部位，清除皮肤表面的灰尘和污垢，防止细菌感染，保持皮肤的健康。经常清洁身体皮肤，能促进肌肤排汗，保证皮肤有效的体温调节；提高神经系统的兴奋性，扩张血管，促进血液循环，改善器官和组织的营养状态；可降低肌肉张力，使肌肉放松，消除疲劳；促进皮肤的新陈代谢，有利于角质层老化细胞的脱落；加强皮肤的呼吸功能，使皮肤滋润、嫩滑。身体清洁包括全身浴和局部浴，其中全身浴包括淋浴和泡浴，局部浴包括手浴、足浴和坐浴。

1. 淋浴

淋浴是清洁和保养皮肤的常用方法。一定温度的水作用于人体表面：一方面起清洁作用；另一方面通过水温的刺激作用，加速机体的新陈代谢，促使皮肤血管扩张，使人精神振奋、充满活力。

2. 泡浴

泡浴时，机体受到水温、静水压力及浮力等作用，除了清洁皮肤，还对人体具有一定的治疗效果。因此，人们不仅将泡浴作为清洁肌肤的手段，还作为保养肌肤、预防和治疗疾病的手段之一。

（1）香醋浴　在浴水中加少许醋，醋浴能促进血液循环，增强新陈代谢。利用水的温度和醋的效用，将身体的寒气由内而外祛除，缓解疲劳；醋还含有丰富的酸类物质，能在每一次的沐浴中温和地去除全身老化的角质层。

（2）海盐浴　海盐浴具有缓解疲劳、消毒杀菌、消肿、防止皮肤干燥和发痒等功效。在盛有温水的浴桶中加入20g左右的海盐搅匀，然后用丝瓜络擦全身，使皮肤微微发热，再用温水冲洗干净，可使皮肤紧实富有弹性。亦可在温热的植物油中加入适量细盐，取毛巾浸湿擦皮肤有黑斑的地方，可祛除或减轻皮肤黑斑。

（3）牛奶浴　牛奶中含有重要的皮肤营养剂，对滋养皮肤、防止皮肤干燥有很好的作用。长期使用会使皮肤细腻柔滑。方法是在盛有温水的浴桶中倒入适量牛奶，浸浴20～30分钟。

（4）酒浴　酒浴具有消毒、杀菌、强健肌肤的功效。因为能有效扩张皮肤血管，所以适用于治疗风湿痹痛、筋脉痉挛、肢体冷痛等。浴后使循环改善，代谢加快，皮肤光洁、柔软、富有弹性。方法是在盛有温水的浴桶中加入500mL左右的黄酒（米酒）搅匀，浸泡20分钟，最后洗净。

（5）精油浴　精油通过嗅觉和经皮肤吸收，精油分子进入人体血液循环与体内化学成分反应影响人体各脏器，传递到中枢神经，影响精神和情绪。精油浴能对人体产生镇静、振奋等功效，有滋润皮肤、防止皮肤干燥脱屑等作用。

（6）药草浴　药草浴是将中药材加入热水中熬煮，通过泡浴而达到防治疾病、强身健体的一种身体护理方法。在进行药草泡浴时，皮肤排汗加快，促进新陈代谢。药浴后，面色变得红润，皮肤细腻而有光泽。药草浴还可以促进肠胃蠕动，使排便更加通畅。

3. 深层清洁

随着皮肤的不断更新，每天有4%左右的皮肤表层细胞不断脱落，由新生的细胞来补充。成年人的上皮细胞更新周期约为21～28天。如果在某些因素的影响下，老化的角质细胞长时间不脱落或脱落过程过缓，在皮肤表面堆积过厚时，皮肤就会显得粗糙、发黄、无光泽，并影响皮肤正常的生理功能。

深层清洁主要是借助物理或化学的方法将老化的角质和毛孔深处的污垢清除，同时还可以利用磨砂颗粒在皮肤上有效按摩，促进皮肤表面血液循环和新陈代谢，达到改善皮肤组织的作用，使皮肤柔软、光滑和白嫩。具体操作步骤是：① 选择产品。根据皮肤性质选择深层清洁产品。② 选择部位。特别注意较为粗糙的部位，如手肘、膝盖、脚后跟等。③ 软化角质。④ 打圈按摩。通过打圈按摩方式除去表皮老化的角质细胞。⑤ 清洁皮肤。用干净的温水冲洗皮肤。

4. 注意事项及禁忌

① 饭前、饭后30分钟内不宜做身体清洁。空腹沐浴易导致低血糖，使人眩晕。

② 极度疲劳、醉酒或神志不清者不宜进行身体清洁。

③ 运动后不宜马上沐浴。剧烈运动后机体内大量血液都集中在肌肉和皮肤的血管中，此时沐浴会造成头部供血不足，同时加重心脏负担。

④ 根据个体状况及护理目的，选择合适的沐浴温度，以免水温过热烫伤或过冷受寒，造成不必要的伤害。

⑤ 浴后应防止"晕澡"。刚从浴室或浴缸中出来，有时会发生头昏、胸闷、恶心、四肢无力等"晕澡"症状。这是因为在热水中沐浴时血管因温度影响而扩张，洗澡时间越长，流向体表的血液越多，而流向大脑的血液就越少。预防办法是水温应从低到高，体弱的人可在沐浴前先喝杯淡盐水或红糖水以防止出汗过多发生虚脱，沐浴时间不宜过长。

⑥ 身体出汗忌冷水浴。身体出汗时，毛孔处于扩张状态，此时进行冷水浴，寒气会浸入肌肤，易致患病。

⑦ 沐浴时注意保暖。沐浴后，皮肤毛孔张开，遇风寒易感冒。故洗浴后应尽快擦去身上的水珠，穿衣保暖、忌风防寒。

⑧ 脱屑的时间、方法、产品的选择根据皮肤的性质而定。脱屑时间不宜过长，全身以15~20分钟为宜，关节褶皱部位脱屑时间可以适当延长。

⑨ 娇嫩皮肤和炎症部位皮肤不宜做深层清洁。如胸部，静脉曲张、瘢痕、湿疹、癣、疱疹、溃疡性皮肤病，烫伤、烧伤、晒伤的皮肤等。

⑩ 妇女妊娠期及月经期禁止深层清洁。

三、 身体按摩

1. 基本手法

按摩是运用一定的手法作用于人体的肌表，通过神经系统的传导，直接或间接地刺激肌肉、骨骼、关节、韧带、神经、血管等组织，产生局部或全身性良好反应的护理方法。这种良好的反应使人体内部的各种生理功能逐渐趋于正常，增加人体抵抗力，达到保养皮肤、舒缓放松和增加身体活力的作用。

（1）推运类手法

① 长推：长推是沿经脉走向或肌纤维走向进行直线推运的手法。

② 短推：短推是一种频率较快、力度较强，同时富有节律感的手法。

③ 螺旋推运：螺旋推运是以打圈推运为主的手法，通常是随着肌肉的隆起和凹陷进行打圈推运。

（2）按压类手法　　按压类手法是用手指或掌面着力于被按摩部位或穴位上，逐渐用力下按的按摩手法，主要用于深层组织的按摩。

① 指按压：用拇指指端或食、中、环指指端按压体表的手法。

② 掌按压：用手掌按压体表的手法。

③ 关节按压：用手指关节或肘关节定点点按，主要作用于脂肪或肌肉比较丰富的部位。

（3）揉捏类手法　揉捏类手法可以分为按捏和揉搓两种手法。揉捏动作是间歇性施压于皮下组织的一种按摩手法，根据不同部位，可用单手或双手进行操作。施压时力求平稳，施力均匀，灵活而有节律。

① 按捏法：手指有节奏地对肌肉和脂肪组织施加压力。

② 揉搓法：用拇指或其他手指，用画小圈的动作对特定的部位施加稳定均匀的压力。

（4）叩击类手法　叩击是以很高的频率间歇性、短暂地触击某部位。操作时腕关节放松，动作平稳，以松弛的空拳、掌面或掌侧的小鱼际为着力部位，运用腕关节的屈伸进行有节奏拍打、敲、捶、击等动作。

① 拍打法：手指自然并拢，掌指关节屈曲，腕关节放松，掌面高频率平稳有节奏地拍打，两手交替拍打，用力要均匀，忌施暴力。

② 侧击法：手指并拢并伸直，腕关节略背伸，用单手或双手尺侧掌指部或小鱼际部有节奏地击打于肌肉丰富的部位。着力宜虚不宜实，动作宜轻快而有节奏，击打方向应与肌纤维方向垂直。

③ 捶击法：将双手握成空拳，腕关节伸直，利用肘关节的屈伸运动击打肌肉或脂肪比较厚的部位，两手交替叩敲，用力要均匀，忌施暴力。

④ 指击法：以中指端，或拇、食、中三指，或五指捏拢后的指端，在按摩部位进行击打穴位的方法。

（5）振动类手法　振动类手法是用手指或手掌以很轻的压力，高频率地在体表产生微小的垂直振动的手法，或者双手握住肢体末端幅度小、速度快、有节奏地抖动肢体。

（6）摩擦法　平掌接触皮肤，并且保持腕关节不动，在肌肤上做来回摩擦运动。

2. 按摩介质

在进行人体按摩时，应针对身体的不同情况和皮肤的不同性质进行介质选用。不可以用刺激皮肤、堵塞毛孔或含有害物质的介质。需要使用介质的数量，取决于按摩的目的和顾客的皮肤。如果皮肤是干性的，则要比正常的皮肤需要更多的介质。此外，还要注意不能让介质削弱手的触感。介质使用过多，会削弱手的触感；介质使用越少，按摩就会越用力。常用的介质主要有芳香精油、植物油、按摩膏、按摩乳、滑石粉等。

植物芳香精油是由各种植物的根、茎、叶、花、果实及树脂等，配合现代高科技提炼出来的。它被称为植物的血液，蕴藏无穷的治疗功能，是植物界的万灵药（图1-13，图1-14）。

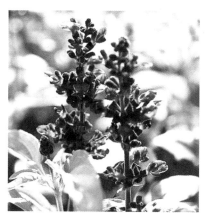

图1-13 鼠尾草

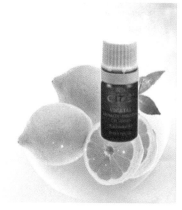

图1-14 精油

知识拓展

精油的保存方法

1. 放置于阴凉通风处，避免接触阳光和过强的光线，以免变质。

2. 不宜放冰箱。精油适宜的存放温度为18～30℃，最佳温度约为25℃，精油不可存放在冰箱内，温差太大会加速精油品质变化。

3. 精油在木制盒保存较适合。因为木材的属性与精油相同，可以将精油香气保存得更完善。

4. 可存放在深色玻璃瓶内。

5. 避免过热和潮湿。

6. 放置在孩童拿不到的地方。

7. 开封后，一定要拧紧瓶盖，以免接触空气加速氧化，使精油变质。

（1）分类　精油分为单方精油、复方精油、基础油。

① 单方精油：从一种植物中提炼出来，表现单一的疗效，常以该植物名称命名。

② 复方精油：由3～5种单方精油按一定的比例调配而成，可直接使用，常以该精油的疗效命名。按复方精油作用于人体部位、功能及浓度的差异可分为纯复方精油、稀释复方精油、水疗复方精油。

③ 基础油：直接通过冷榨（60℃以下）处理，从植物的花朵、坚果或种子里提炼萃取而来。基础油主要种类有甜杏仁油、芦荟油、玫瑰果油、榛果油、月见草油、澳洲坚果油（夏威夷核果油）、小麦胚芽油、鳄梨油、橄榄油、葡萄籽油、荷荷巴油、葵花油等。

（2）精油选择

① 减肥瘦身：推荐精油有杜松子、葡萄柚、柠檬、胡萝卜籽、肉桂、丝柏、迷迭香、茴香、柑橘、黑胡椒、天竺葵。

② 淋巴排毒：推荐精油有杜松子、天竺葵、丝柏、葡萄柚、橘、百里香、迷迭香、茶树、薰衣草、佛手柑、缬草、黑胡椒、欧薄荷、德国洋甘菊、苦橙花。

③ 健胸调理：推荐精油有鼠尾草、天竺葵、茴香、柠檬、依兰、檀香、玫瑰、欧薄荷、甜橙、薰衣草、黑胡椒。

④ 腰腹部保养：推荐精油有玫瑰、依兰、乳香、鼠尾草、天竺葵、茉莉、薰衣草、杜松子、玫瑰草、丝柏、橘。

⑤ 改善失眠症状：推荐精油有洋甘菊、薰衣草、橘、橙花、苦橙叶、玫瑰、檀香、缬草、完全依兰、安息香、佛手柑、杜松子、甜马乔莲、欧薄荷、柠檬香茅。

⑥ 月经调理：推荐精油有洋甘菊、薰衣草、天竺葵、茉莉、玫瑰、缬草、欧薄荷、百里香、白千层、乳香、杜松子、马乔莲、迷迭香、罗勒、肉桂、茴香、姜、檀香。

3. 按摩注意事项

① 妇女妊娠期及月经期禁止按摩。

② 极度疲劳、醉酒或神志不清者不宜按摩。

③ 有皮肤疾病、皮肤破损及严重感染性疾病者禁忌。

④ 患有严重疾病及有血液病倾向者禁忌。

⑤ 按摩时手法服帖，力度因人而异，速度适中，有节奏感。

⑥ 操作过程中与顾客保持沟通。

⑦ 操作过程中，保持适宜的温度，根据情况选择适合的背景音乐。

四、 仪器设备

仪器是身体护理常用设备，根据身体护理项目的需要，经常使用的仪器有振动仪、负压吸吮仪、电疗仪，根据顾客身体情况，选择合适的仪器进行按摩。

（1）振动仪　这是一种产生机械振动的仪器。设置有不同的振动形式（持续型、脉冲型）和振动频率，可以根据顾客的需求选择。多用于代替手工按摩和减肥。

（2）负压吸吮仪　这是一种利用负压吸放的物理作用对人体进行深层按摩的方法。多用于淋巴按摩、局部减肥和塑造身材。

（3）电疗仪　身体护理的电疗仪种类比较多，最常见的是法拉第电流护理。通过产生肌肉收缩缓解疲劳、改善身材。

五、 敷身体膜

敷身体膜是指在身体表面涂敷一层含有各种矿物质、营养物质等有效成分的粉状或膏体，经过15～30分钟在皮肤表面形成与外界隔离的膜，达到保养皮肤、雕塑体形、缓解肌肉疲劳的目的。

（1）**身体膜的种类**   常用的身体膜有三类：中草药身体膜、身体泥膜、身体蜡膜（表1-7）。

表1-7　身体膜分类

类别	成分	特点	作用
中草药身体膜	中药、面粉、蜂蜜、牛奶等	取材广泛，简单易行，针对性强，无任何副作用	滋润、养颜、除皱、增白、增加皮肤弹性；软化皮肤角质层，使身体光滑润泽；紧实皮肤，有瘦身效果
身体泥膜	矿物质、有机物质、泥溶液、泥生物	在自然条件下，通过地质变迁、风化、沉积等复杂的物理、化学、生物、气候等因素影响，地表或深层的物质经水溶解而成的	保湿、滋润、营养肌肤及温热作用
身体蜡膜	石蜡、蜂蜡、矿物油	石蜡、蜂蜡等加热熔化后作为导热体，熔化后成半流动状	滋润、补充皮肤矿物质及温热作用

（2）**敷身体膜操作方法**

① 取膜：取适量膜粉，加适量水搅拌成糊状。

② 敷膜：用毛刷将体膜以同一个方向均匀涂抹于顾客皮肤上。

③ 保温：用保鲜膜包裹涂抹体膜的部位，以达到保温、促进有效成分吸收的目的。

④ 卸膜：停留20～30分钟后将体膜卸下。

⑤ 清洁：引领顾客沐浴，洗净身上残留的体膜。

⑥ 润肤：涂抹身体乳滋润皮肤。

身体膜成分

1. 现代药理研究证实，大多数美容美体中草药含有生物碱、苷类、氨基酸、维生素、植物激素等。

2. 身体泥膜的成分主要包括：① 矿物质，主要包括硅酸盐、碳酸盐、硅酸盐等。② 有机物质，有蛋白质及卵磷脂等高级脂类。③ 泥溶液，主要成分为矿物质及溶解的盐类和气体（氧、二氧化碳、氮）。④ 泥生物，含有大量的细菌，如硫化氢杆菌、白硫杆菌。

（3）**注意事项及禁忌**

① 对花粉或中药过敏等顾客禁忌。

② 妇女妊娠期及月经期，腰部和腹部不宜敷中药体膜，避免出现流产和失血过多的

现象。

③ 剧烈运动后、饥饿及饭后半小时内、极度劳累或极度虚弱者，不宜敷中药体膜。

④ 酗酒后神志不清者不宜敷中药体膜。

⑤ 泥膜和蜡膜敷膜速度要快。

⑥ 敷身体蜡膜应注意控制温度。

⑦ 用玻璃碗盛蜡膜。

⑧ 注意保暖，防止着凉。

⑨ 操作过程中防止地面积水导致顾客滑倒。

 思考题

1. 身体清洁的注意事项包括哪些？

2. 按摩有哪些作用？

3. 按摩的注意事项有哪些？

4. 简述敷体膜的注意事项。

▶ 自测题 ◀

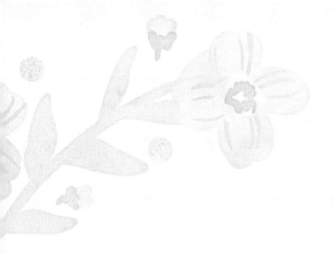

任务四　护理评价

素质目标

具有人文关怀意识，形成良好的职业素养。

知识目标

1. 熟悉效果评价的目的。
2. 掌握迎送顾客的规范礼仪。

能力目标

1. 能说出护理后各项工作及方法。
2. 能正确运用专业知识规范处理护理工作中出现的问题。

导入情境

方女士，25岁，是某企业销售经理，平时工作忙身体容易疲劳，每到周末经常到美容院做护理放松身体。新来的美容师小华第一次为该顾客做护理。护理结束后方某刚离开美容院，小华第一时间就给方某发回访信息，了解护理后的感受，发完信息接着到护理间简单整理用物、打扫卫生。次日方某接到店长回访电话时，给当日做护理的美容师一个服务差评。

工作任务：

护理结束后，什么时候给顾客发第一次回访信息比较合理？

一、效果评价

护理结束后，美容师在告知顾客护理结束的同时询问顾客本次护理感受，一方面表达对顾客的关心，另一方面了解顾客对自己工作的满意度。美容师对护理前后效果进行对比。同时根据顾客情况，给予居家护理建议。

二、记录结账

① 护理结束后，顾问邀请顾客到顾问间进一步评估护理效果，提高服务质量，如对本次美容师的服务是否满意，对美容院整体服务工作是否满意等。请顾客在档案上确认签字，为护理后跟进工作做铺垫。此时可以初次预约顾客下次再来护理的时间，并详细记录顾客的姓名、时间、护理项目及美容师等（图1-15）。

② 引领顾客至前台结账，礼仪要规范，语言要文明（图1-16）。

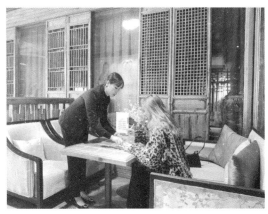 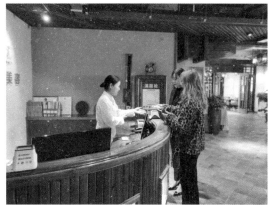

图1-15　效果评价　　　　　　　　　　　图1-16　前台结账

三、整理工作

整理工作区域环境，将物品归位；被、服、毛巾送清洁、消毒；对护理间卫生彻底清洁、消毒，开窗通风以备下次使用。

四、跟进回访

疗程结束后，需进行跟进回访。一方面可以更深入地指导顾客进行居家护理，同时又可以获得顾客护理后的信息反馈，为下一步护理做铺垫；另一方面，可以对美容院（养生馆）企业文化做宣传，并建立稳定的客源关系。回访可以短信或者电话的方式，应根据实际工作情况而定。给顾客回访信息一般在护理后24小时内完成，如护理次日上午或者中午完成较理想。

 思考题

1. 如何进行护理后的效果评价？
2. 护理结束后需要做哪些工作？

▶ 自测题 ◀

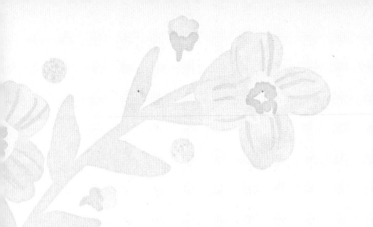

▶ 教学ppt ◀

| 项目二 | 身体按摩技术

项目描述

　　本项目主要介绍头部、肩颈部、背部、腰部、腹部、上肢、腿部及足部各任务按摩的作用、适应证及操作方法。学生通过本项目的学习，能分析顾客身体状况，结合顾客的需求选择合适的按摩技术，并为顾客实施全方位的身体护理。

任务一　头部按摩技术

素质目标

具有人文关怀意识，形成良好的职业素养。

知识目标

1. 理解头部按摩的作用及适应范围。
2. 掌握头部按摩注意事项。

能力目标

1. 能熟练完成操作前准备工作。
2. 能说出头部按摩实施的操作要点。
3. 能规范头部按摩操作步骤及要求。

导入情境

王女士，35岁，某企业销售主管。自述：长期伏案工作，经常熬夜，偶尔出现头痛，睡眠欠佳，眼睛干涩，面部皮肤有色斑，寻求帮助。

工作任务：

1. 王女士目前存在哪些身体问题？
2. 如何向王女士介绍按摩的作用及原理？
3. 如何正确指导王女士进行护理及居家保养？

一、 任务说明

头部按摩是古法头疗技术之一，选择不同的按摩技法对局部皮肤组织、肌肉及经络腧穴进行按摩，改善头部血液循环，增强脑部供血供氧（图2-1）。头部按摩每天均可操作，一般可按摩10～30分钟。

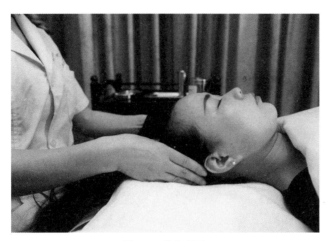

图2-1　头部按摩

1. 头部按摩作用

① 改善失眠多梦、头晕头痛、记忆力减退等问题。

② 缓解头面部疲劳，消除人体的紧张和焦虑。

③ 疏通头部瘀堵筋结，改善头部血液循环，增强脑部营养供给，有利于大脑功能的有效改善和恢复，预防调节脑梗死、脑出血等脑血管疾病。

④ 改善头皮血液循环，预防白发、脱发，加快头发的生长。

⑤ 平衡头部脑垂体和松果体腺体激素分泌，从而调节身体其他机能。

2. 头部按摩适应范围

① 具有失眠多梦、头晕头痛、记忆力减退、注意力不集中等症状的人群。

② 脑力劳动者，长期面对电脑或办公室伏案工作者，头昏眼花、眼睛酸涩困重、视力下降者。

③ 神经衰弱、精神敏感而睡眠质量不佳者，患高血压、脑梗死等。

④ 白发、脱发及斑秃者。

⑤ 具痤疮、色斑、皱纹、皮肤敏感等问题性肌肤的人群。

⑥ 任何健康的个体。虽然没有以上不适症状，但是工作繁忙，有压力感等的人群均可以操作。

古法头疗

　　古法头疗在临床上属于中医推拿按摩的范畴。中医讲究阴阳调和，做头疗能促进阳气上升，提高人的免疫力，疏经通络，活血养神，改善血液循环。古法头疗是以经络理论为基础，通过按摩手法或选用光滑的工具，如筷子、勺子、牛角、玉石等，配合独特的技法施于头皮，疏通阻碍经络气血运行的"筋结"，使机体恢复正常生理功能，从而达到防病、治病、养生保健目的的一种传统疗法。

二、 任务实施

1. 操作前准备工作

　　操作前准备工作要依据护理项目特点设计，可以在标准范围内增减内容。操作前用物备齐，避免在护理操作过程中频繁离开顾客，减少给顾客带来不必要的麻烦。

　　（1）准备工作（表2-1）

表2-1　头部按摩操作准备工作

序列	准备工作	工作内容	备注
1	用物准备	消毒用具1套、护理床单元（护理床、护理车、护理椅）、毛巾2条、床单或浴巾2条，依情况准备被子1床	认真、仔细
2	环境准备	护理间环境以整洁、美观、舒适为宜；设置适宜的温度、湿度、音乐、灯光等	整洁、美观、舒适、关爱
3	顾客准备	引领顾客进入护理间，为顾客介绍环境、设备，协助妥善保管贵重物品，并根据顾客情况，对顾客进行护理指导	态度温柔、语言柔和、具安全意识
4	美容师准备	着工作服、束发不过肩、穿白色软底鞋、化淡妆、修甲、洗手、去首饰，保持良好的仪容仪表；75%酒精棉球消毒双手并保持温暖；戴口罩	整洁、得体、美观、规范

　　（2）操作要点

　　① 项目产品及护理剂量：该项目一般不需要按摩介质。

　　② 操作部位：头部、后颈区。

　　③ 主要穴位

　　·神庭：头部，前发际正中直上0.5寸，归经为督脉。

　　·百会：头部，前发际正中直上5寸或两耳尖连线中点处，归经为督脉。

· 风府：后颈区，后发际正中直上1寸，枕外隆凸直下，两侧斜方肌之间的凹陷处，归经为督脉。

· 头维：头部，额角发际上0.5寸或头正中线旁，距神庭4.5寸。头维是足阳明胃经在头部的腧穴。

· 风池：后颈区，枕骨之下，与风府相平，胸锁乳突肌与斜方肌上端之间的凹陷中，归经为足少阳胆经。

▶ 头部按摩 ◀

2. 操作步骤及要求（表2-2）

表2-2 头部按摩步骤及要求

序列	操作步骤	操作要求	备注
1	整理头发	分三条线，枕部→百会；颞部→百会；头部正中，神庭→百会	理顺头发，避免头发打结
2	十指梳头	分三条线，十指梳头：神庭→百会；头维→百会；耳尖→百会	定位准确，避免头发打结
3	揉按头皮	分四条线，十指揉按头皮：神庭→百会；头维→百会；耳尖→百会；风池→百会	手腕带动手指使力，力度适中，避免头发缠绕打结
4	按压头皮	分四条线，十指指腹按压头皮：神庭→百会；头维→百会；耳尖→百会；风池→百会	施力沉稳、有力，力度遵循轻→重→轻原则，速度适中，避免头发缠绕打结
5	点按穴位	分三条线，拇指点按穴位：神庭→百会；头维→百会；耳尖→百会	施力沉稳、有力，力度遵循轻→重→轻原则，速度适中，避免头发缠绕打结
6	摩擦头皮	分四条线，四指并拢摩擦头皮：神庭→百会；头维→百会；耳尖→百会；风池→百会	速度适中，避免头发缠绕打结
7	敲打头部	左手掌贴于头部，右手半握拳有节奏地敲打左手手背	定位准确，手腕放松，有节奏感，切忌用暴力
8	牵拉头发	手指夹住头发，手呈半握拳状固定，向后牵拉头发。上述每个步骤重复3～5遍	定位准确，力度适中，速度缓慢
9	整理头发	枕部→颞部→头部正中整理顾客头发，恢复其发型	保持顾客发型，避免头发缠绕打结

3. 操作注意事项

① 头部有炎症、头皮有感染性疾病者禁忌。

② 操作前戴口罩，消毒双手。

③ 操作手法熟练，定位准确，力度沉稳，速度适中，沟通流畅。

④ 如有神经性脱发者，牵拉头发不宜操作。

⑤ 操作结束，用物归位及清洁卫生。

 思考题

1. 头部按摩适应症状及人群有哪些？

2. 简述头部按摩的注意事项。

▶ 自测题 ◀

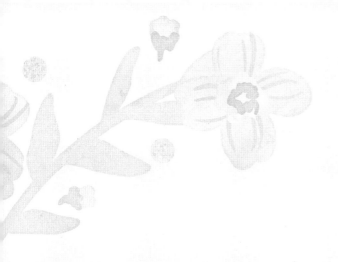

任务二　肩颈部按摩技术

素质目标

具有人文关怀意识，形成良好的职业素养。

知识目标

1. 了解肩颈部按摩作用。
2. 理解肩颈部按摩适应范围。

能力目标

1. 能熟练掌握肩颈按摩实操程序及要求。
2. 能分析不同顾客的身体情况，选择适合的操作技法为顾客解决问题。

导入情境

李某，女，35岁，教师，长期伏案工作，缺乏运动，近期出现肩颈部酸痛、僵硬；自述经常头痛、头晕，严重时有恶心、呕吐现象；睡眠质量差，面色晦暗、色斑明显，备受困扰。

工作任务：

1. 请你向李某介绍其肩颈部问题形成的原因和危害。
2. 作为美容师，你认为应该为李某做什么护理项目？有何作用？

一、任务说明

肩颈部按摩是指选择合适的按摩产品和恰当的按摩技法，在顾客肩、颈、胸等部位的皮肤、肌肉、经络、腧穴上进行按抚、拉抹、拨滑、点按等操作方法，达到活血化瘀、祛风散寒、疏通经络、改善身体亚健康状况的目的（图2-2）。

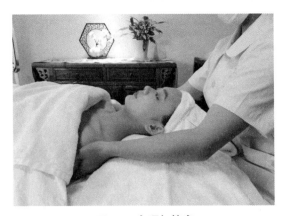

图2-2　肩颈部按摩

1. 肩颈部按摩作用

① 通过使用按摩产品可以营养滋润皮肤、美颈美胸，还能使面部肌肤红润。

② 按摩可缓解颈部皮肤松弛下垂，增加皮肤的弹性，改善颈纹。

③ 活血化瘀、祛风散寒、疏通经络，预防颈椎病变，改善肩颈部不适等症状。

④ 缓解头晕、头痛、大脑供氧不足、失眠多梦等症状。

2. 肩颈部按摩适应范围

① 有美白颈部肌肤需求的人群。

② 颈纹明显、皮肤松弛下垂的人群。

③ 长期面对电脑、伏案工作者，肩颈部不适者，颈部肥厚，肩颈部僵硬、疼痛者，肩周炎患者等。

④ 胸部亚健康问题，有乳腺增生迹象者。

⑤ 有失眠、头痛、头晕等症状的人群。

知识拓展

肩颈部按摩的重要性

中医上讲，气不足则血不畅，血不畅则水不流，水不流则毒不排。肩颈部是人体的重要通路，毒素堆积在肩颈部会压迫血管，使血液无法很好地输送到头部与面部，容易造成头部的气血、营养供应不足，会引起头晕、头痛、大脑供氧不足、易疲劳、睡眠质量和记忆力下降，还会引起皮肤发黄、发暗、长斑、衰老及内分泌失调等问题，使身体提前衰老。

肩颈部按摩是中医常见的治疗手段，也是人们日常保健的重要措施，能够改善颈部的血液循环，增加颈部肌肉的力量，保持颈部韧带弹性，加强颈椎关节的稳定性，长期坚持可以令颈部活动灵活，有效防治颈椎疾病及颈部不适。尤其是一些上班族、久坐族和其他需要长期保持一种姿势的人群，一定要重视肩颈的保养，以免时间长了小患引起大患，造成严重后果。

二、 任务实施

1. 操作前准备工作

（1）准备工作（表2-3）

表2-3 肩颈部按摩操作准备工作

序列	准备工作	工作内容	备注
1	设备准备	美容护理仪器，检查设备电源是否完好	认真、仔细
2	用品准备	护理床单元（护理床、护理车、护理椅），毛巾3～4条、床单或浴巾2条，依情况准备被子1床；浴帽1个、浴巾1～2条、美容袍1件、拖鞋等	认真、仔细
3	环境准备	设置合适的温度、湿度、音乐、灯光等	舒适、关爱
4	顾客准备	引领顾客进入护理间，为顾客介绍美容产品、仪器设备、环境，妥善保管贵重物品，并根据顾客情况，对顾客进行护理指导	态度温柔、语言柔和、具安全意识
5	美容师准备	着工作服、束发不过肩、穿白色软底鞋、化淡妆、修甲、洗手、去首饰，保持良好的仪容仪表；75%酒精棉球消毒双手并保持温暖；戴口罩	整洁、得体、美观、规范

（2）操作要点

① 项目产品及护理剂量：调和按摩油，单次量10～15mL。

② 操作部位：后颈部、肩部、背部、腰部、骶尾部、臀部、手臂。

③ 主要腧穴：风池穴、风府穴等。

2. 操作步骤及要求

肩颈部按摩操作分为三个阶段，共23个步骤。第一个阶段包括6个步骤，第二个阶段包括6个步骤，第三个阶段包括11个步骤。每个步骤重复3～5遍，见表2-4。

▶ 肩颈部按摩 ◀

表2-4 肩颈部按摩操作步骤及要求

序列	操作步骤	操作要求	备注
第一阶段：肩颈部整体按摩，共6个步骤			
1	上按摩油	平掌交替拉抹胸前→包肩拉筋→拉风池穴	双手服帖、舒适
2	滑拉肋骨骨缝	指腹滑拉肋骨骨缝	

续表

序列	操作步骤	操作要求	备注
3	拉悬韧带	手呈扇形垂直拉悬韧带至锁骨下窝，指腹着力	
4	点按肋骨骨缝	拇指指腹分别点按肋骨骨缝，分三条与三点	力度上重下轻、内重外轻
5	滑按肋骨骨缝	双手呈空掌状，以关节面着力，交替滑按肋骨骨缝	关节面着力
6	按抚肩颈部	同第1步	
第二阶段：肩颈部单侧按摩，先左侧后右侧共6个步骤			
7	包肩拉风池	侧头→单手包肩→拉风池穴点按	单侧按抚、过渡动作
8	滑大板筋	单手包肩→半握拳左右滑大板筋→滑至风池穴点按	关节面着力
9	按抚经络	单手包肩→四指指腹拨大板筋→指腹拨颈侧经→拇指定点风池穴→另一只手拨头部→拇指按抚颈侧经	
10～12	同法做右侧	同第7步至第9步	
第三阶段：肩颈部整体按摩，共11个步骤			
13	按抚肩颈部	平掌交替拉抹胸前→包肩拉筋→拉风池穴（同第1步）	
14	揉大板筋	四指揉大板筋→经颈侧经→滑至风池点按	借助枕头的力度
15	揉捏大板筋	双手虎口揉捏大板筋	服帖
16	顶按膀胱经	双手伸到背部（第五胸椎）→分别顶起膀胱经上的穴位→至风池穴点按	
17	顶按脊柱	双手伸到背部（第五胸椎）→重叠顶起脊椎上的穴位→至风府穴点按	
18	滑拉颈椎	双手重叠横位，从大板筋往风池穴滑拉	
19	拨后颈经	交替单手伸至颈后→四指指腹拨对侧颈侧经至近侧	动作缓慢、均匀
20	拨滑大板筋	双手拇指指腹拨滑拉大板筋，四指在上，分三条拨滑	
21	点按大板筋	双手拇指定点按压大板筋上穴位，分三点，由内向外	力度由轻到重，再由重到轻
22	捏拉大板筋	双手指腹捏拉大板筋，指腹着力	动作缓慢、均匀
23	按摩结束	擦去按摩油，结束	

3. 操作注意事项

① 身体有严重疾病，如肿瘤、重型糖尿病者，妊娠期及月经期不宜用精油按摩。

② 患皮肤病及皮肤破损者，如湿疹、癣、疱疹、溃疡性皮肤病、烫伤、烧伤、晒伤等禁忌。

③ 极度疲劳、酗酒后神志不清者，过饥、过饱者不宜做按摩。

④ 操作前用物准备齐全，避免操作过程中离岗。

⑤ 按摩手法服帖，力度因人而异，速度适中，与顾客沟通良好。

 思考题

1. 肩颈部按摩的操作流程有哪些？
2. 简述肩颈部按摩的作用及适应证。

▶ 自测题 ◀

任务三　背部按摩技术

素质目标

关心顾客、尊重顾客，具有良好人文关怀意识，形成良好的职业素养。

知识目标

1. 理解背部按摩的作用及适应范围。
2. 掌握背部按摩注意事项。

能力目标

1. 能够熟练完成操作前各项准备工作。
2. 能说出背部按摩操作要点。
3. 能分析不同顾客的身体状况，选择适合的操作技法为顾客解决问题。

导入情境

黄女士，年龄48岁，长期伏案工作，体形微胖。自述：背部酸痛、身体沉重疲劳，睡觉有盗汗、易惊醒，有高血压，容易发脾气，怕冷，近两个月经量减少。体格检查：黄女士背部上焦处脂肪堆积尤为明显，肩部斜方肌、背部肌肉僵硬、经筋绷紧，右侧压痛明显，活动受限。第一胸椎处轻按有痛感，心肺区按压酸痛。

工作任务：

1. 请你向黄女士介绍其身体健康状况及背部问题形成的原因和危害。
2. 请为黄女士制定美容院和家居调理方案。

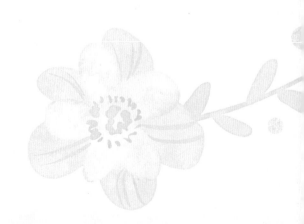

一、任务说明

　　背部是人体最容易疲劳的部位，分布有丰富的肌肉、支撑躯干的脊柱，不仅支撑着整个人体、协调全身运动，还统管人体五脏六腑功能。背部护理是根据顾客身体状况，选择舒适的按摩技法在其背部的皮肤、肌肉、经络腧穴上进行推按、拉抹、拨滑、揉捏、点按、叩击等的操作方法，以达到舒筋通络、活血止痛、调节脏腑功能、放松身体、减轻压力、美体美肤的目的（图2-3）。

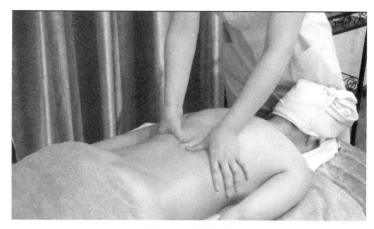

图2-3　背部按摩

1. 背部按摩作用

　　① 平衡阴阳，调整脏腑气血功能。通过不同的手法刺激特殊的部位和穴位，在局部疏通经络，行气血，濡筋骨，并通过气血经络影响到内脏及其他部位，以达到调整阴阳、脏腑、气血的作用。

　　② 疏通经络，活血祛瘀。中医认为，人体经络、气血不通则痛，壅塞则肿，通过一定的手法疏通经络、气血，祛瘀生新，使气血畅达以治疗局部的壅塞凝滞。

　　③ 促进血液循环和淋巴循环，促进皮脂腺、汗腺的分泌，加速皮肤细胞的新陈代谢。

　　④ 对皮下神经能起到良性刺激，有减轻神经紧张度、缓解肌肉疼痛或紧张、消除疲劳和精神困乏的作用。

　　⑤ 加速新陈代谢，加速身体毒素的排泄，具有减肥的作用等。

2. 背部按摩适应范围

　　① **身体有不适症状的人群。**如有头晕、目眩、神疲乏力、视力下降；后颈部肥厚、酸痛、怕冷，颈项不适；肩部肌肉僵硬酸痛、容易疲劳；腰背肌肉酸胀、疼痛、劳损；腰部酸痛，活动受限；腰膝酸软、不受力；坐骨神经痛；夜尿频多，头晕耳鸣等；身体湿气

重、腰背部寒凉、畏寒怕冷；女性经量少、痛经等月经问题；胸部胀满、脾气急躁、易怒的人；睡眠欠佳、失眠者；消化代谢缓慢，腰背部脂肪厚、有赘肉等。

②任何健康的个体。没有以上不适症状，但是工作繁忙，缺乏运动、有压力感等，以及有皮肤或身体保养意识的人群均可做背部护理。

二、任务实施

1. 操作前准备工作

（1）准备工作（表2-5）

表2-5　背部按摩操作准备工作

序列	准备工作	工作内容	备注
1	设备准备	美容护理仪器，检查设备电源是否完好	认真、仔细
2	用具、用品准备	护理床单元（护理床、护理车、护理椅），毛巾3~4条、床单或浴巾2条、依情况准备被子1床；浴帽1个、浴巾1~2条、美容袍1件、拖鞋，护理产品、消毒用具1套等	认真、仔细
3	环境准备	设置合适的温度、湿度、音乐、灯光等	舒适、关爱
4	顾客准备	引领顾客进入护理间，为顾客介绍美容产品、仪器设备、环境，妥善保管贵重物品，并根据顾客情况，对顾客进行护理指导	态度温柔、语言柔和、安全意识
5	美容师准备	着工作服、束发不过肩、穿白色软底鞋、化淡妆、修甲、除去首饰，保持良好的仪容仪表；75%酒精棉球消毒双手并保持温暖、戴口罩	整洁、得体、美观、规范

（2）操作要点

①项目产品及护理剂量：调和按摩油，单次量10~15mL。

②操作部位：后颈部、肩部、背部、腰部、骶尾部、臀部、手臂。

③主要经络与腧穴

·风府：颈后区，后发际正中直上1寸，枕外隆凸直下，两侧斜方肌之间的凹陷处，归经为督脉。

·风池：颈后区，枕骨之下，与风府相平，胸锁乳突肌与斜方肌上端之间的凹陷中，归经为足少阳胆经。

·环跳穴：属足少阳胆经的穴位。环跳穴的确切位置为股骨粗隆最高点与骶管裂孔线外三分之一、中三分之一的交点处。取穴方法为取侧卧位，伸直小腿并弯曲大腿，按拇指关节横纹在股骨粗隆上，拇指指向脊柱，拇指尖的压力有酸胀感。

·肩贞穴：在肩关节后下方，臂内收时，腋后纹头上1寸（指寸），属手太阳小肠经。

·天宗穴：位于肩胛部，当岗下窝中央凹陷处，即肩胛冈中点与肩胛骨下角连线上1/3与下2/3交点凹陷中，与第四胸椎相平，属于手太阳小肠经之腧穴。

·八髎穴：为上髎穴、次髎穴、中髎穴、下髎穴分别位于第一、第二、第三、第四骶后孔中，呈左右分布，共八穴，归属足太阳膀胱经。

神医华佗——华佗夹脊穴

华佗（？—208），东汉末医学家。他熟练地掌握了养生、方药、针灸和手术等手段，精通内、外、妇、儿各科，辨证施治，诊断精确，方法简捷，疗效神速，被誉为"神医"，开创了"华佗夹脊穴"，"华佗夹脊穴"是华佗在世用来检测患者病情使用的特殊技能。

医学应用华佗夹脊穴治疗诸如颈椎病、腰椎骨质增生、腰椎间盘突出症、肥大性脊柱炎、强直性脊柱炎、脊髓空洞症等脊柱病症。华佗夹脊穴治疗中枢神经系统疾病，如中风、脑瘫、癫痫、精神分裂症、神经衰弱、痴呆等；治疗自主神经系统疾病，如心律失常、胃肠神经官能症、慢性胃炎等；治疗周围神经系统等疾病，如臂丛神经痛、肋间神经痛、坐骨神经痛、末梢神经炎、各种周围神经损伤等。

2. 操作步骤及要求

背部按摩分六个阶段，即背部整体按摩、疏通膀胱经、肩胛骨按摩、颈部按摩、分侧按摩背部、全背整体按摩，共26个步骤。每个步骤重复3～5遍，见表2-6。

► 背部按摩 ◄

表2-6　背部按摩步骤及要求

序列	操作步骤	操作要求	备注
第一阶段：背部整体按摩，共5个步骤			
1	涂按摩油	① 取适量按摩油于掌心打圈揉匀，双手掌沿着脊柱旁从上向下以"毛毛虫式"分布上油，再从体侧包拉回肩部，双手包肩拉风池穴点按 ② 双掌横位推抹展油，再从体侧包拉回肩部，包肩拉风池穴并点按	保持双手温度温暖

序列	操作步骤	操作要求	备注
2	按抚背部	双手呈扇形自肩部到臀部按抚背部，分三段，即肩至肩胛骨下沿、肩胛骨下沿至腰部、腰部至臀部，第一段和第三段拉肩贞穴加强力度，最后包肩，推过手臂，由指尖滑出	手指并拢，手掌服帖皮肤；体位变化时，双手不能同时离开皮肤
3	拇指拨动膀胱经	双手四指置前颈部，拇指由大板筋（斜方肌）处向外打圈拨动三下，过膀胱经打圈拨动，至八髎穴双手拇指交替打圈三下，过环跳穴打圈三下，从体侧拉回至肩贞穴加强力度，到风池穴拉并点按	虎口打开紧贴皮肤；加强力度
4	拇指推膀胱经	双手拇指在大板筋（斜方肌）处由里向外拨滑，过膀胱经推，至八髎穴双手交替打圈三下，过环跳穴打圈三下，从体侧拉回，至肩贞穴加强力度，到风池穴拉并点按	虎口打开紧贴皮肤
5	握拳推膀胱经	双手半握拳在大板筋（斜方肌）处由里向外推滑三下，过膀胱经推至八髎穴，拇指交替打圈三下，过环跳穴打圈三下，从体侧拉回至肩贞穴加强力度，到风池穴拉并点按	推出第一指关节背面贴于皮肤；拉回第二指关节背面贴于皮肤
第二阶段：疏通膀胱经。先按摩左侧膀胱经，再按摩右侧膀胱经，共2个步骤			
6	拇指重叠推膀胱经	四指在上，双手拇指重叠由左侧大板筋（斜方肌）处向上拨三下，过膀胱经推至八髎穴打圈三下，过环跳穴打圈三下，从体侧拉回至肩贞穴加强力度，到风池穴拉并点按	遇到筋结或痛点，可以增加次数和力度
7	按摩右侧	同法按摩右侧膀胱经	
第三阶段：肩胛骨按摩。先按摩左侧肩胛骨，再按摩右侧肩胛骨，共8个步骤			
8	按抚肩胛骨缝	双手拇指及虎口交替按抚左侧大板筋（斜方肌）→肩胛骨缝→叠掌指拉肩贞穴加强力度	
9	推按肩胛骨缝	双手拇指重叠推按左侧大板筋（斜方肌）→肩胛骨缝→叠掌指拉肩贞穴加强力度	遇到筋结或痛点，可以增加次数和力度
10	点按肩胛骨缝	双手拇指重叠交替点按肩胛骨缝→叠掌指拉肩贞穴加强力度	点按时要遵循轻—重—轻原则；遇到筋结或痛点，可以增加次数和力度
11	点按穴位	双手拇指重叠点按四穴，即点按肩部三穴和天宗穴；双手掌交替抚摩肩胛骨→肩关节→包肩从指尖推出	点按时要遵循轻—重—轻原则，切忌用爆发力；点按时疼痛明显者，可以增加力度或次数
12～15	按摩右侧	同法按摩右侧肩胛骨	

续表

序列	操作步骤	操作要求	备注
第四阶段：颈部按摩，共4个步骤			
16	滑"八"字	双手拇指滑"八"字，拨滑大板筋	
17	揉捏颈侧经	单手揉捏颈侧经，分三段揉捏，由下段→中段→上段	肌肉僵硬或揉捏疼痛明显者，可以增加次数；揉捏速度宜慢，力度以顾客感觉酸胀感为宜
18	推拨颈侧经	单手拇指推拨颈侧经，由下段→中段→上段	速度宜慢
19	滑"倒7"于颈侧经	单手拇指在颈侧经交替滑"倒7"，由颈部下段至发际线分三段，下段→中段→上段，先左手后右手	速度宜慢，切忌用爆发力
第五阶段：分侧按摩背部。先按摩左侧背部，再按摩右侧，共4个步骤			
20	疏通背部	双手掌推拉疏通背部，分三段，在肩部天宗穴和肩贞穴加强力度。由大板筋→背部→腰部→臀部，加强力度塑形臀部；再由臀部→腰部→背部→肩部，至天宗穴和肩贞穴加强力度；最后再由大板筋按抚肩部，把顾客的手臂垂直于床边，抚摩肩部→包拉摩手臂，由指尖滑出	手掌服帖皮肤，手法沉稳、连贯
21	推脂	① 掌推脂：由臀部→腰部→背部→肩部→大板筋→肩部→抚摩肩部→包拉摩手臂，由指尖滑出 ② 虎口平掌推脂：由臀部→腰部→背部→肩部→大板筋→抚摩肩部→包拉摩手臂，由指尖滑出。把顾客的手臂放回床上	手掌服帖皮肤，手法沉稳、连贯
22、23	按摩右侧	同法按摩右侧背部	
第六阶段：全背整体按摩，共3个步骤			
24	排毒	平掌按抚背部，由大板筋→肩部→背部→腰部→臀部，从体侧拉回至肩贞穴加强力度，到风池穴拉并点按，过肩膀以包、推，由手指尖推出	手法连贯
25	叩背	双手五指并拢，空掌交替着力反复叩打背部两侧膀胱经及夹脊部位数次	手法轻巧，富有弹性，叩击有节奏
26	按摩结束	擦油按摩结束。依顾客身体情况可以做热疗：用热毛巾热敷背部3～5分钟，或远红外线灯照射10～15分钟，或灸法或热膜敷20～30分钟，并注意保暖。	温度不宜过高，时间不宜过长

3. 操作注意事项

① 妇女月经期、妊娠期和哺乳期禁止按摩。

② 极度疲劳、过饥、过饱或酗酒后神志不清者不宜按摩。

③ 有皮肤病及皮肤破损者，如湿疹、癣、疱疹、溃疡性皮肤病，烫伤、烧伤、晒伤等禁忌。

④ 有严重内外科急症，如严重心脏病、高血压、重度贫血、血友病等血液系统疾病患者，癫痫病及恶性肿瘤者，近一年内做过腰背腹部手术者等不宜操作。

⑤ 按摩时手法服帖，力度沉稳，速度适中，并与顾客沟通良好。

⑥ 精油按摩后4～6小时内建议不洗澡，一方面影响护理效果，另一方面避免着凉引起感冒。

⑦ 护理后暂时不食生冷、辛辣等刺激性食物，多喝温开水，注意保暖。

 思考题

1. 背部按摩适合哪些症状及人群？

2. 背部哪些部位容易找到筋结或酸痛点？

3. 简述背部按摩的注意事项。

▶ 自测题 ◀

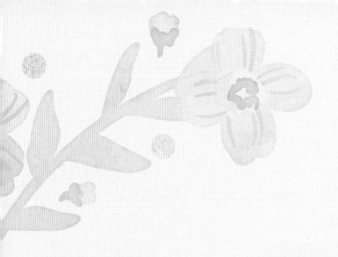

任务四　腰部按摩技术

素质目标

具有良好人文关怀意识，关心及尊重顾客，形成良好的职业素养。

知识目标

1. 熟悉腰部按摩的作用及适应范围。
2. 掌握腰部按摩注意事项。

能力目标

1. 能够熟练完成操作前各项准备工作。
2. 能说出腰部按摩操作要点。
3. 能分析不同顾客的身体情况，选择适合的操作技法为顾客解决问题。

导入情境

王某，女，42岁。主诉：腰部容易酸痛，月经推迟，经量多，医院检查有腰椎间盘突出。查体：腰部寒凉，色深（暗沉），肌肉僵硬，按压酸痛明显。

工作任务：

1. 作为美容师，需要向顾客咨询的内容有哪些？
2. 顾客目前存在哪些身体问题？
3. 如何正确指导顾客进行家居保养及护理？

一、**任务说明**

腰部按摩是运用舒适的手法，在腰部皮肤、肌肉及经络腧穴上进行按摩的操作方法，通过按摩减轻压力，缓解腰部酸痛，预防改善月经失调、痛经等，达到美体、美肤、抗衰的功效（图2-4）。

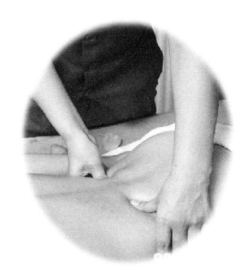

图2-4　腰部按摩

1. 腰部按摩作用

①改善腰肌劳损，缓解压力，保持健康的身心状态。

②改善肾虚症状，有助于排出身体多余的水分和毒素。

③调节脏腑功能，提高机体免疫力，增强抵抗力。

④预防与改善月经不调，有效延缓衰老，推迟绝经期。

2. 腰部按摩适应范围

①有不适症状的人群，见表2-7。

表2-7　不同年龄的人群腰部常见问题

年龄	男性	女性
20～30岁	梦遗频繁，腰膝酸软，四肢无力，尿频脱发，白发增多，记忆力下降	月经不调，痛经，面色灰暗，面部多暗疮，贫血
31～45岁	腰痛，双腿酸软，脚跟疼痛，上楼吃力，出虚汗，功能减退，白天无神，夜间无力，精神不振，脱发，双脚浮肿，疲劳，记忆力下降	腰部酸痛，发凉，双下肢下沉，脱发，性事冷淡，经血暗红，面部色素沉着，有黄褐斑

续表

年龄	男性	女性
46～55岁	头昏眼花，失眠多梦，尿频尿痛，排尿困难，阳痿，无房事要求，关节痛	颈部酸痛，眼花，脱发，头发干枯早白，失眠多梦，脾气急躁，全身酸痛，双脚浮肿，易出虚汗

② 任何健康的个体。没有以上不适症状，但是工作繁忙、缺乏运动、有压力感等，以及有皮肤或身体保养意识的人群均可做腰部护理，以达到预防疾病、改善疲劳、强身健体的功效。

二、 任务实施

1. 操作前准备工作

（1）准备工作　同背部按摩操作准备工作（表2-8）。

（2）操作要点

① 项目产品及护理剂量：调和按摩油，单次量10～15mL。

② 操作部位：腰部、臀部。

③ 主要经络与腧穴

·督脉：起于包中，下出会阴，沿脊后上行，至项后风府穴处进入颅内。

·足太阳膀胱经：肾俞、气海俞、大肠俞、关元俞、小肠俞以及八髎穴。

表2-8　腰部按摩操作准备工作

穴位	归经	定位
肾俞	足太阳膀胱经	位于人体腰部，第2腰椎棘突下，旁开1.5寸，左右各一个
气海俞	足太阳膀胱经	位于人体腰部，第3腰椎棘突下，旁开1.5寸，左右各一个
大肠俞	足太阳膀胱经	位于人体腰部，第4腰椎棘突下，旁开1.5寸，左右各一个
关元俞	足太阳膀胱经	位于人体的腰部，第5腰椎棘突下，旁开1.5寸处，左右各一个
小肠俞	足太阳膀胱经	位于骶部，当骶正中嵴旁1.5寸，平第一骶后孔，左右各一个
命门	督脉	位于腰间，第二腰椎棘突下方，与肚脐相对

▶ 腰部按摩 ◀

2. 操作步骤及要求

腰部按摩共11个步骤，每个步骤重复5～7遍，见表2-9。

表2-9　腰部按摩步骤及要求

序列	操作步骤	操作要求	备注
1	上按摩油	取适量按摩油于掌心，打圈均匀后呈扇形按抚腰部涂抹按摩油，直至按摩油均匀涂抹于腰部	双手温暖，美容师站在顾客的身体左侧
2	打圈腰部	双手掌在腰、臀部交替顺时针方向做太极打圈，直至皮肤发热	手法服帖、连贯
3	疏通督脉	由命门穴至尾椎骨，由上至下按摩，美容师站在顾客的左侧并面向顾客下肢方向。 ① 双手拇指交替呈小"S"打圈，由上至下八髎区 ② 双手拇指交替呈大"S"打圈，由上至下八髎区 ③ 双手拇指交替划"X"，由上至下八髎区 ④ 双手掌跟重叠，由命门到腰阳关穴，按压腰部的脊椎骨上的穴位，重点点按命门穴 ⑤ 双手拇指推督脉	手法服帖
4	疏通膀胱经	① 双手掌扇形按抚放松腰部，由上至下 ② 双手大拇指打圈分推拨足太阳膀胱经，由上至下 ③ 双手大拇指及大鱼际打圈交替推拨足太阳膀胱经，由上至下 ④ 双手大拇指单侧推足太阳膀胱经，由上至下，先左后右 ⑤ 双手半握拳推足太阳膀胱经，由上至下 ⑥ 双手拇指重叠单侧推拨足太阳膀胱经，由上至下，先做右侧膀胱经，再做左侧膀胱经 ⑦ 双手虎口及拇指单侧推拨足太阳膀胱经，由上至下，先做右侧膀胱经，再做左侧膀胱经	手法服帖、连贯，力度适中
5	点穴	依次点压肾俞、气海俞、大肠俞、关元俞、小肠俞以及八髎穴的上、次、中、下髎	用力均匀一致，由轻及重，再由重渐轻，不可突施暴力
6	搓热经络	手掌贴于腰部，推拉摩擦督脉及膀胱经，直至皮肤发热	肩肘关节带着手腕施力，速度适中
7	排毒	双手呈扇形做打圈排毒动作，由上至下，最后由腹股沟排出	手法服帖、连贯
8	打圈肾区	① 双手掌交替在肾区按顺时针方向做太极打圈，20圈 ② 双掌重叠整体打圈揉按腰部 ③ 双掌重叠单侧深层打圈揉按腰部	手法沉稳、连贯
9	搓热肾区	手掌贴于肾区，推拉摩擦腰部，直至皮肤发热	肩肘关节带着手腕施力，速度适中
10	敷肾区	双手搓热敷于肾区，停留5~10秒钟	

续表

序列	操作步骤	操作要求	备注
11	按摩结束	打圈按抚，擦油按摩结束。依顾客身体情况可以做热疗：用热毛巾热敷腰部3～5分钟，或远红外线灯照射10～15分钟，或灸法或热膜敷20～30分钟，并注意保暖。	温度不宜过高，时间不宜过长

3. 操作注意事项

① 妇女月经期、妊娠期和哺乳期禁止按摩。

② 极度疲劳、过饥、过饱或酗酒后神志不清者不宜按摩。

③ 有皮肤病及皮肤破损者，如湿疹、癣、疱疹、溃疡性皮肤病，烫伤、烧伤、晒伤等禁忌。

④ 有严重内外科急症，如严重心脏病、高血压、重度贫血、血友病等血液系统疾患者，癫痫病及恶性肿瘤者；近一年内做过腰腹部手术及患有肾结石较大者不宜按摩。

⑤ 按摩时手法服帖，力度沉稳，速度适中，并与顾客沟通良好。

⑥ 精油按摩后4～6小时内建议不洗澡，一方面影响护理效果，另一方面避免着凉引起感冒。

⑦ 护理后暂时不食生冷、辛辣等刺激性食物，多喝温开水，注意保暖。

 思考题

1. 腰部按摩适合哪些症状及人群？
2. 简述腰部按摩的程序及注意事项。

▶ 自测题 ◀

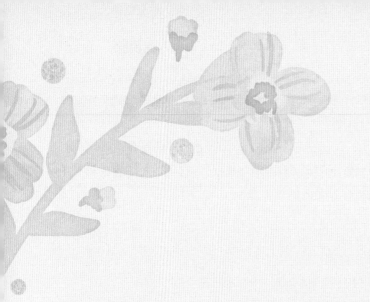

任务五　腹部按摩技术

素质目标

具有人文关怀意识，形成良好的职业素养。

知识目标

1. 熟悉腹部按摩的作用及适应范围。
2. 掌握腹部按摩注意事项。

能力目标

1. 能够熟练完成操作前各项准备工作。
2. 能说出腹部按摩操作要点。
3. 能分析不同顾客的身体情况，选择适合的操作技法为顾客解决问题。

导入情境

小吴，20岁，大二在校生。自述：月经不规律，痛经3年，经量少，严重便秘，睡眠欠佳；面部痤疮加重。想通过按摩调理身体。

工作任务：

1. 请分析小吴身体存在哪些问题？
2. 目前最适合调理小吴身体的护理项目是什么？

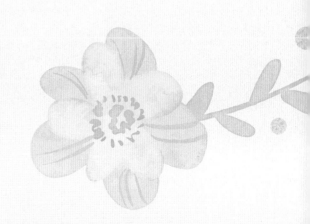

一、任务说明

以肚脐为界把腹部分为上腹部和下腹部。腹部是人体食物消化吸收及排泄的主要部位，也是生殖、泌尿的重要部位。另外，由于腹部的组织结构特点，它也是人体容易松弛下垂的部位，所以腹部护理是保持健康及美容美体的重要方法（图2-5）。

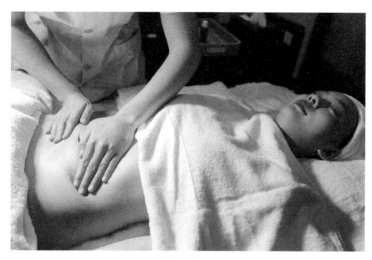

图2-5　腹部按摩

1. 腹部按摩作用

（1）**促进肠胃运动**　按摩护理可以促进肠胃运动，有利于食物的吸收和排泄，对胃酸胃痛、腹部胀气、消化不良、便秘等有调节作用。

（2）**减少腹部脂肪的堆积**　腹部护理通过被动运动，增加局部的能量消耗，促进脂肪分解，从而减少脂肪的堆积，具有减肥的功效。

（3）**调节腹部内环境**　腹部护理舒缓盆腔神经，促进局部的血液循环，为子宫、卵巢等盆腔器官营造良好的内环境，预防及改善疾病发生发展，预防更年期综合征。

（4）**收紧腹肌**　通过腹部护理可以使腹肌被动收缩，从而使腹肌收紧，保持良好的体形和曲线美。

2. 腹部按摩适应范围

① 胃酸胃痛、腹痛、腹胀、消化不良、便秘者。

② 腹部寒凉，痛经、月经量少等月经不调者，以及慢性妇科炎症患者。

③ 代谢减退、卵巢功能下降、内分泌失调，如更年期人群等。

④ 面部问题性肌肤，如面部皮肤萎黄、干燥、松弛下垂，毛发干枯、脱发等。

⑤ 腹部脂肪肥厚、肌肉松弛下垂者。

⑥ 没有以上任何不适症状，但是有保养意识的人均可以做腹部护理。

知识拓展

腹部按揉养生

《黄帝内经》记载："腹部按揉，养生一诀。"孙思邈也曾经写道："腹宜常摩，可去百病。"中医认为，人体的腹部为"五脏六腑之宫城，阴阳气血之发源"；脾为人体后天之本，能维持人体正常的生理功能。只有升清降浊，方能气化正常，健康长寿。现代医学认为，揉腹可增加腹肌和肠平滑肌的血流量，增加胃肠内壁肌肉的张力及淋巴系统功能，使胃肠等脏器的分泌功能活跃，从而加强对食物的消化、吸收和排泄，改善大小肠蠕动功能，防止和消除便秘，对老年人尤其必要。

在夜间入睡前和起床前进行，排空小便，洗净双手，取仰卧位，双膝屈曲，全身放松，左手心对着肚脐按在腹部，右手叠放在左手上，先按顺时针方向绕脐揉腹50次，再按逆时针方向按揉50次。按揉时，用力要适度，精力集中，呼吸自然，持之以恒，会收到明显的健身效果。

二、 任务实施

1. 操作前准备工作

（1）准备工作　同肩颈部按摩操作准备工作。

（2）操作要点

① 项目产品及护理剂量：调和按摩油，单次量10～15mL。

② 操作部位：腹部。

③ 主要经络与腧穴

·任脉：上脘（脐上5寸）、中脘（脐上4寸）、建里（脐上3寸）、下脘（脐上2寸）、水分（脐上1寸）、神阙（脐中央）、阴交（脐下1寸）、气海（脐下1.5寸）、石门（脐下2寸）、关元（脐下3寸）、中极（脐下4寸）、曲骨（耻骨联合上缘，前正中线上）。

·足阳明胃经：外陵（前正中线旁开2寸，脐上1寸）、大巨（前正中线旁开2寸，脐上2寸）、水道（前正中线旁开2寸，脐上3寸）、归来（前正中线旁开2寸，脐上4寸）、气冲（耻骨联合上缘，前正中线旁开2寸）。

·足太阴脾经：腹哀（前正中线旁开4寸，脐中上3寸）、大横（脐中旁开4寸）、腹结（前正中线旁开4寸，脐中下1.3寸）。

2. 操作步骤及要求

腹部按摩共16个步骤，每个步骤重复5～7遍。见表2-10。

▶ 腹部按摩 ◀

表2-10　腹部按摩步骤及要求

序列	操作步骤	操作要求	备注
1	上按摩油	双手五指并拢，双手掌于腹部交替按顺时针方向做太极打圈，一手整圈，一手半圈，直至按摩油均匀涂抹于腰腹部、皮肤发热	双手温暖，手法舒缓有力
2	点按穴位	① 任脉：上脘、中脘、建里、下脘、水分、神阙、阴交、气海、石门、关元、中极、曲骨 ② 足阳明胃经：外陵、大巨、水道、归来、气冲 ③ 足太阴脾经：腹哀、大横、腹结	根据顾客身体状况增减穴位，点穴遵循轻—重—轻
3	按抚腹部	双手掌于腹部交替按顺时针方向做太极打圈	手法舒缓有力
4	推拉抹腰腹	双掌重叠起于耻骨穴往上推→至中庭→双掌分推滑过肋骨下缘→至腰侧→双手中指顶按石门→拉腰至腹中→推滑至腰侧→拉腰→由腹股沟滑出	手法服帖、连贯，施力均匀
5	按抚腹部	同第3步	
6	提腰排气	双手平掌交替由上至下排气，先中间后两侧，中间手竖位，两侧拉腰动作塑形	手法服帖、连贯，施力均匀
7	按抚腹部	同第3步	
8	按摩结肠	① 揉按结肠：五指并拢双手重叠，沿肚脐周围打圈按摩结肠，指腹着力，由右侧下腹开始，经升结肠→横结肠→降结肠→左侧下腹→至右侧下腹 ② 推结肠：双手五指并拢，双手重叠推结肠，以掌根着力，由右侧下腹开始，经升结肠→横结肠→降结肠→左侧下腹→至右侧下腹	手法服帖、连贯，施力原则轻—重—轻
9	按抚腹部	同第3步	
10	推按下腹部	以肚脐为起点，双手拇指重叠推按3条线：正中条线脐下至耻骨上；右侧至腹股沟中点；左侧至腹股沟中点	施力深沉，中途力度不松懈
11	按抚腹部	同第3步	
12	摩擦敷卵巢	① 双手敷卵巢：双掌由腹部至腰部按抚，拉腰部至卵巢，双手同时敷卵巢（停留10秒） ② 单侧敷卵巢：双手交替拉腰侧至腹股沟，单侧束腰，直至皮肤发热→双手重叠敷卵巢	手法服帖，动作连贯
13	按抚腹部	同第3步	

续表

序列	操作步骤	操作要求	备注
14	推拉抹腰腹	同第4步	
15	除废气	双手平掌交替拉抹腹部，由上至下排气。先腰部→过中间（平掌）→至对侧腰部	手法服帖、连贯，施力均匀
16	按摩结束	擦油，按摩结束。依顾客身体情况可以做热疗：用热毛巾热敷腹部3～5分钟，灸法或热膜敷腹部20～30分钟	温度不宜过高，时间不宜过长

3. 操作注意事项

① 妇女月经期、妊娠期和哺乳期禁止按摩。

② 极度疲劳、过饥、过饱或酗酒后神志不清者不宜按摩。

③ 有皮肤病及皮肤破损者，如湿疹、癣、疱疹、溃疡性皮肤病，烫伤、烧伤、晒伤等禁忌。

④ 有严重内外科急症，如严重心脏病、高血压、重度贫血、血友病等血液系统疾患者，癫痫病及恶性肿瘤者不宜操作。

⑤ 近一年内做过腰腹部手术者不宜按摩。

⑥ 按摩时手法服帖，力度沉稳，速度适中，并与顾客沟通良好。

⑦ 精油按摩后4～6小时内建议不洗澡，一方面影响护理效果，另一方面避免着凉引起感冒。

⑧ 护理后暂时不食生冷、辛辣等刺激性食物，多喝温开水，注意保暖。

 思考题

1. 腹部按摩适合哪些症状及人群？

2. 腹部按摩操作流程包括哪些？

► 自测题 ◄

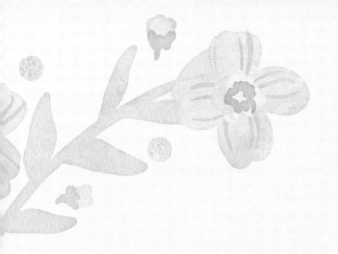

任务六　上肢按摩技术

素质目标

具有人文关怀意识，关心顾客，耐心服务，形成良好的职业素养。

知识目标

1. 理解上肢按摩的作用及适应范围。
2. 掌握上肢按摩注意事项。

能力目标

1. 能够熟练完成操作前各项准备工作。
2. 能复述上肢按摩操作要点。
3. 能规范操作上肢按摩操作步骤及要求。

导入情景

张女士，40岁，公司职员，经常用电脑办公。自诉：上肢容易疲劳酸痛，左肩部尤其明显，夏天使用冷空调时症状加重，手部皮肤也比较粗糙、干燥。想通过美容护理改善症状。

工作任务：

1. 张女士的手臂目前存在哪些亚健康问题？
2. 请为张女士制订科学的手臂护理计划。

一、任务说明

手臂美是人体美的重要组成部分，若得不到恰当的护理，双手会比面部更容易衰老。除面部以外，手臂比身体其他部位暴露在外的时间长，人体活动都是通过手臂关节活动完成，长时间作业，关节劳损给人们的生活带来很大的困扰。如关节疼痛、活动受限等。女性随着年龄的增长，激素水平的改变，肌肤会变得松弛而缺乏弹性，从而手臂就会出现"拜拜肉"，既不美观又给身体增加了负担。皮下脂肪肥大不太易消除。手臂护理就是针对关节的活动特点、解剖结构特点和中医经络特点，运用按摩等物理方法改善关节和周围组织血液循环，减少关节炎症以及粘连，达到保护关节、维持关节正常功能，加速皮肤新陈代谢，增加皮肤吸收能力，缓解手臂疲劳、改善疼痛，健康、养生、美体美肤的效果（图2-6）。

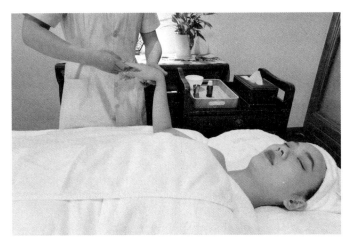

图2-6　上肢按摩

1. 上肢按摩作用

① 活动上肢，增强关节的灵活性。

② 改善血液循环，放松肌肉，消除疲劳。

③ 疏通经络，调节脏腑功能，预防疾患。

④ 滋润皮肤，增加皮肤弹性，延缓皮肤衰老。

2. 上肢按摩适应范围

① 末梢循环差，上肢冰冷及易生冻疮的人群。

② 上肢肩关节或肘关节疼痛、活动受限者，如肩周炎患者等。

③ 上肢肌肉酸痛、肿胀、僵硬，手臂麻木，肩沉无力者等。

④ 上肢粗大、上臂有"拜拜肉"想减肥者。

⑤ 手部皮肤干燥、粗糙、长斑者，皮肤肌肉松弛下垂者等。

⑥ 面部问题性皮肤、失眠者。

手部反射区按摩

所谓反射区，指的是神经聚集点，每一点聚焦点和身体的器官对应，所以，反射区的按摩是根据反射区原理，通过按摩手法刺激神经，进而发挥调理身体各器官的作用。手掌反射区、手背反射区分别见图2-7、图2-8。

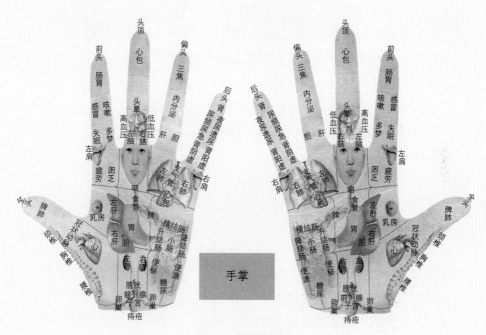

图2-7　手掌反射区

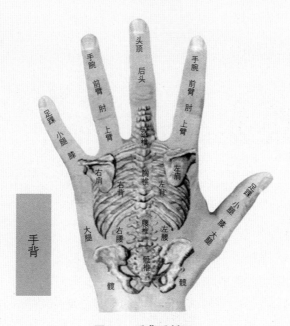

图2-8　手背反射区

手掌反射区按摩的作用

① 头部反射区：调理头痛、头晕。

② 头面部反射区：调理头部面部问题。

③ 颈咽反射区：调理咽喉症状。

④ 脊柱反射区：调理腰背酸痛。

⑤ 肩反射区：调理颈椎症状、肩周炎等。

⑥ 心反射区：增强循环系统功能，调理心律不齐、胸痛、胸闷等。

⑦ 呼吸系统反射区：增强呼吸系统功能，调理感冒、气管炎等。

⑧ 乳房反射区：预防乳房疾病。

⑨ 肝反射区：调理肝脏，缓解胸痛，治疗过敏性疾病。

⑩ 消化系统反射区：治疗消化系统疾病，如慢性胃炎、便秘、腹泻、胃痉挛、急性胃痛。

⑪ 泌尿系统反射区：治疗胃痛、泌尿系统疾病和生殖系统疾病。

⑫ 生殖系统反射区：增强生殖功能，调理阳痿、性冷淡等。

⑬ 血压反射区：平衡血压。

手背反射区按摩的作用

⑭ 腰腿反射区：调理腰腿疼痛等。

⑮ 脊椎反射区：调理颈椎病。

⑯ 颈肩反射区：调理颈、肩不适。

二、 任务实施

1. 操作前准备工作

（1）准备工作　同背部按摩操作准备工作。

（2）操作要点

① 项目产品及护理剂量：调和按摩油，单次量10~15mL。

② 操作部位：肩部、手臂、手部。

③ 主要经络与腧穴

·手三阴经：手太阴肺经、手少阴心经、手厥阴心包经。

·手三阳经：手阳明大肠经、手太阳小肠经、手少阳三焦经。

▶ 上肢按摩 ◀

2. 操作步骤及要求

上肢按摩共8个步骤，每个步骤重复3～5遍。见表2-11。

表2-11　上肢按摩步骤及要求

序列	操作步骤	操作要求	备注
1	上按摩油	涂抹按摩油，将按摩油放于掌心，双手轻压展油，双手横掌一上一下推按上肢，从下向上至肩关节再包拉回至腕部放松手臂	双手温暖，先左后右，拿而不死
2	疏通经络	（1）疏通：手太阴肺经、手少阴心经、手厥阴心包经 ① 手掌揉捏三阴经，自肩关节过肘关节向手腕方向揉捏 ② 把握揉捏三阴经，自肩关节过肘关节向手腕方向揉捏 ③ 拇指揉捏三阴经，自肩关节过肘关节向手腕方向揉捏 （2）疏通：手阳明大肠经、手太阳小肠经、手少阳三焦经 ① 手掌揉捏三阳经，从手腕过肘关节朝肩关节方向揉捏 ② 把握揉捏三阳经，从手腕过肘关节朝肩关节方向揉捏 ③ 拇指揉捏三阳经，从手腕过肘关节朝肩关节方向揉捏 （3）双手交替包拉抹手臂，疏通经络	手法服帖、连贯，施力均匀，关节位置经络容易堵塞、瘀滞的部位，筋结明显，仔细揉捏
3	按摩手背	（1）双手大拇指及大鱼际交替按抚手背，即"剥橘子皮" （2）大拇指由上至下螺旋打圈至手背	手法服帖
4	按摩手指	一揉、二推、三侧揉、四牵拉： （1）一揉：拇指指腹揉手指 （2）二推：拇指指腹推手指 （3）三侧揉：拇食指指腹侧揉手指 （4）四牵拉：中食指屈曲牵拉手指	一个手指做完再做另一个手指
5	按摩手掌	（1）拇指在掌心画"介"字 （2）拇指在掌心画"○"字	施力沉稳
6	放松关节	（1）五指交叉摇动腕关节 （2）五指交叉摇动肘关节 （3）握手摆动肩关节 （4）向头部方向牵拉手臂，身体施力	同一个方向施力，动作慢、稳
7	放松手臂	一提、二拨、三深压、四放水、五抖臂： （1）一提：点提手臂，十指交叉式点提手臂 （2）二拨：拨滑三角肌，大拇指及大鱼际拨滑三角肌 （3）三深压：反手臂做深压，动作宜慢 （4）四放水：平掌横抹滑出手臂，即"放水" （5）五抖臂：握手式，向顾客脚部方向牵拉抖动手臂	动作慢、稳，力度均匀，幅度小，频率快

续表

序列	操作步骤	操作要求	备注
8	按摩结束	擦油，按摩结束。依顾客身体情况可以做热疗：用热毛巾热敷、灸法3~5分钟或热膜敷20~30分钟上肢，特别是肩、肘、腕关节处	温度不宜过高，时间不宜过长

3. 操作注意事项

同"肩颈部按摩技术"的注意事项。

 思考题

1. 上肢按摩作用及适应证有哪些？

2. 上肢按摩有哪些注意事项？

► 自测题 ◄

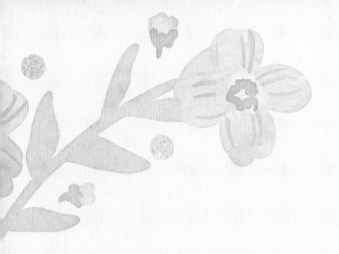

任务七　腿部按摩技术

素质目标

具有人文关怀意识，关心、尊重顾客，耐心服务，形成良好的职业素养。

知识目标

1. 熟悉腿部按摩的作用及适应范围。
2. 掌握腿部按摩注意事项。

能力目标

1. 能够熟练完成操作前各项准备工作。
2. 能说出腿部按摩操作要点。
3. 能分析不同顾客的身体情况，选择适合的操作技法为顾客解决问题。

导入情境

王某，女，40岁，职业，教师。自述畏寒怕冷，手脚冰凉，长期站立讲课腿部肌肉僵硬酸痛。查体：按压小腿酸痛感明显，有静脉曲张，小腿及足部冰凉。

工作任务：

1. 请你分析王某腿部问题形成的原因。
2. 适合王某的最佳护理项目是什么？

一、任务说明

下肢主要支撑身体的重量，以及参与各种运动。长期劳作，下肢关节受损明显增加，常见表现为膝关节疼痛、肿胀、活动受限等，影响人们的生活质量。有6条经络经过下肢，通过下肢护理运用按摩等物理方法温经活络，改善下肢周围组织血液循环，减少关节周围组织炎症以及粘连，达到保护关节、维持关节正常功能及美腿瘦腿的功效（图2-9）。

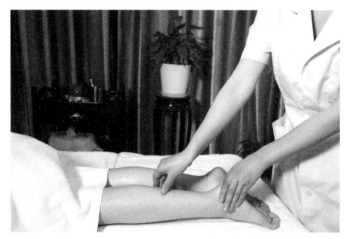

图2-9　腿部按摩

1. 腿部按摩作用

① 活动下肢，增加下肢关节的灵活度。

② 放松肌肉，消除疲劳，促进血液循环。

③ 疏通经络，调节脏腑功能，预防各种疾患。

④ 滋润皮肤，增加皮肤弹性，延缓皮肤衰老。

2. 腿部按摩适应范围

① 末梢循环差，足部冰冷及易生冻疮的人群。

② 下肢困重，踝关节肿胀者。

③ 膝关节疼痛、肿胀、弹响明显，严重者活动障碍，如风湿性关节炎等。

④ 下肢肌肉僵硬、酸痛、无力、活动受限者，下肢静脉曲张患者等。

⑤ 经络阻塞症状，如腿痛、腿型粗大者。

二、任务实施

1. 操作前准备工作

（1）准备工作　同背部按摩操作准备工作。

（2）操作要点

① 项目产品及护理剂量：调和按摩油，单次量20~30mL。

② 操作部位：臀部、腿部后侧、腿部前侧、足部。

③ 主要经络与腧穴

·经络：足太阳膀胱经、足少阳胆经、足阳明胃经、足太阴脾经、足少阴肾经、足厥阴肝经。

·主要穴位：见表2-12。

表2-12　腿部按摩主要穴位

穴位	归经	定位
承扶	足太阳膀胱经	臀横纹中点
殷门	足太阳膀胱经	承扶穴与委中穴连线上，承扶穴下6寸
委中	足太阳膀胱经	腘横纹中央
承山	足太阳膀胱经	腓肠肌两肌腹之间凹陷的顶端
涌泉	足少阴肾经	足底，屈足蜷趾时足心最凹陷中

2. 操作步骤及要求

腿部后侧按摩，先按摩左侧再按摩右侧下肢，每个步骤重复3~5遍（表2-13）。

▶腿部后侧按摩◀

表2-13　腿部后侧按摩步骤及要求

序列	操作步骤	操作要求	备注
1	展油	① 双手掌轻压展油 ② 双手横掌一上一下从脚踝朝臀横纹推按下肢 ③ 双手掌竖位平行包腿部两侧由臀横纹处拉抹至脚踝，手掌跟从脚尖滑出	顾客仰卧位，暴露下肢
2	揉捏下肢	双手同时揉捏下肢，从脚踝朝臀横纹方向揉捏，脚踝关节、腘窝处单手反复揉捏，直至皮肤发热	拿而不死
3	推、拉抹下肢	① 双手平掌交替推下肢，由脚踝至臀部 ② 双手包腿式，由臀横纹拉抹至脚踝 ③ 掌推、拳推足底，从脚跟至足趾滑出	手法服帖、连贯

续表

序列	操作步骤	操作要求	备注
4	揉推经络	拇指揉推下肢经络，从脚踝朝臀横纹方向揉推，脚踝关节、腘窝处单手反复揉推，直至皮肤发热	筋结和关节位置细心揉推
5	抱揉下肢	双手抱揉下肢，由下至上抱揉小腿、大腿肌肉丰富的位置	
6	点按穴位	双手大拇指点按承扶、殷门、委中、承山、涌泉	点穴遵循轻一重一轻原则
7	敲打下肢	双手半握拳交替、有节奏地敲打下肢	手腕施力
8	拧毛巾	双手虎口握住下肢反方向拧绞下肢肌肉，疏通下肢经络，即"拧毛巾"	拿而不死
9	放松关节	① 一只手固定小腿，另一只手握住足背，转圈放松踝关节 ② 膝关节做屈、伸动作，一只手放至腘窝处，另一只手握足背将小腿由竖位深压向臀部，最后小腿复位平行床面	动作宜慢
10	拉伸下肢	双手分别握脚背和踝关节，以拉、抖式放松下肢	幅度小，速度快
11	按抚放松	① 双手横掌一上一下从脚踝朝臀横纹推按下肢 ② 双手掌竖位平行包腿部两侧由臀横纹处拉抹至脚踝滑出按抚放松下肢，按摩结束	手法服帖、连贯
12	先左后右	同法做右侧下肢	

腿部前侧按摩，先按摩左侧再按摩右侧下肢，每个步骤重复3～5遍（表2-14）。

▶腿部前侧按摩◀

表2-14　腿部前侧按摩步骤及要求

序列	操作步骤	操作要求	备注
1	展油	① 双手横掌一上一下推按下肢，从脚背朝大腿根部 ② 双手掌竖位平行包腿部由大腿根部拉抹至脚尖方向滑出	顾客仰卧位，暴露下肢
		前方外侧（足少阳胆经、足阳明胃经）	
2	手掌揉捏	单手全掌分别沿着足阳明胃经和足少阳胆经的循行路线，从大腿根部朝脚踝方向揉捏，膝关节位置仔细揉捏	手法服帖、连贯
3	拇指轻擦	双手拇指相互交替，分别沿着足阳明胃经和足少阳胆经的循行路线，从大腿根部朝脚踝方向轻擦，膝关节位置仔细轻擦	施力均匀，手法服帖
4	握拳推擦	握拳，单手食指到小指的四指背面，对下肢外侧从大腿根部朝脚踝方向，分别沿着足阳明胃经和足少阳胆经的循行路线握拳推擦，膝盖节位置仔细轻擦	施力沉稳，手法服帖

续表

序列	操作步骤	操作要求	备注
5	拇指推按	双手拇指重叠推按，分别沿着足阳明胃经和足少阳胆经的循行路线，从大腿根部朝脚踝方向推按，膝盖节位置仔细推按	施力均匀，手法服帖
6	拇指揉捏	单手拇指指腹，分别沿着足阳明胃经和足少阳胆经的循行从大腿根部朝脚踝方向揉捏，膝盖节位置仔细揉捏	手法服帖、连贯
前方内侧（足太阴脾经、足少阴肾经、足厥阴肝经）			
7	手掌揉捏	单手全掌分别沿着足太阴脾经、足少阴肾经、足厥阴肝经的循行路线，从脚踝朝腹股沟方向揉捏，膝盖节位置仔细揉捏	手法服帖、连贯
8	拇指轻擦	双手拇指相互交替，分别沿着足太阴脾经、足少阴肾经、足厥阴肝经的循行路线，从脚踝朝腹股沟方向揉捏，膝盖节位置仔细轻擦	施力均匀，手法服帖
9	握拳推擦	握拳，单手食指到小指的四指背面，分别沿着足太阴脾经、足少阴肾经、足厥阴肝经的循行路线，从脚踝朝腹股沟方向揉捏，膝盖节位置仔细轻擦	施力均匀，手法服帖
10	拇指叠推	双手拇指重叠，分别沿着足太阴脾经、足少阴肾经、足厥阴肝经的循行路线，从脚踝朝腹股沟方向叠推，膝盖节位置仔细轻擦	施力均匀，手法服帖
11	舒揉膝关节	① 双手掌轻擦膝关节 ② 双手掌根揉按膝关节 ③ 双手掌拿揉膝关节	取适量活络油反复操作直至皮肤发热
12	理筋散结膝关节	① 大拇指揉按膝关节周围组织 ② 大鱼际揉按膝关节周围组织 ③ 拇指重叠深层揉按膝关节周围组织	避开骨骼，反复操作直至皮肤发热
13	按抚放松下肢	① 双手横掌一上一下从脚踝朝腹股沟推按下肢 ② 双手掌竖位平行包腿部两侧由大腿两侧拉抹至脚踝滑出 ③ 双掌重叠深压足背，按摩结束	手法服帖、连贯，深压时遵循轻—重—轻
14	热疗	用热毛巾热敷膝关节3~5分钟或热膜敷15~30分钟或艾灸10~15分钟不等，先左后右	

3. 操作注意事项

① 妇女妊娠期及月经期禁止按摩。

② 酗酒后、过饥或过饱者不宜按摩。

③ 有皮肤病及皮肤破损者，如湿疹、癣、疱疹、溃疡性皮肤病，烫伤、烧伤、晒伤等禁忌。

④ 患有严重疾病者，如心脏病、肝病、肺病、肾病、各种恶性肿瘤、感染性疾病患者不宜按摩。

⑤ 有血液病及出血倾向者，如重度贫血、血友病等血液系统疾患者禁忌。

⑥ 操作前用物准备齐全，避免操作过程中离岗。

⑦ 按摩手法服帖，速度适中，施力深沉，力度以顾客感觉酸胀为宜，与顾客沟通良好。

⑧ 按摩后4~6小时内禁止洗澡。

⑨ 做腿部护理后，建议顾客禁食生冷、辛辣等刺激性食物，多喝温开水，注意保暖等。

思考题

1. 腿部按摩作用及适应证有哪些？

2. 腿部按摩的操作流程有哪些？

▶ 自测题 ◀

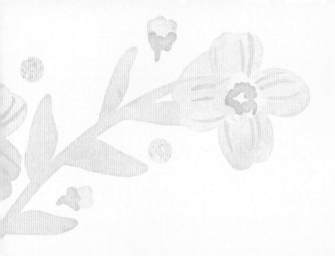

任务八　足部按摩技术

素质目标

具有人文关怀意识，关心顾客，耐心服务，形成良好的职业素养。

知识目标

1. 理解足反射区按摩的作用。
2. 了解足反射区按摩的适应证。
3. 掌握足反射区按摩注意事项。

能力目标

1. 能准确指出足反射区的定位。
2. 能够熟练完成操作前各项准备工作。
3. 能正确分析足部，并有针对性地按摩。

导入情境

李某，女，35岁，职业，白领，经常穿高跟鞋。自述前脚掌有硬茧，前脚掌及小腿经常酸累、肌肉僵硬，身体也容易疲劳，睡眠及精神欠佳。

工作任务：

1. 请你分析李某身体问题的形成及原因。
2. 请为李某制订科学的足部护理计划。

一、任务说明

足部反射区
按摩

　　足反射疗法，简称"足疗"，是指人体各器官和身体部位在足部有着相对应的反射区域，其反映相应脏腑器官的生理病理信息，通过对双脚的经穴、反射区施以按摩手法，刺激足部穴位及反射区，从而调整脏腑虚实，疏通经络气血，达到预防与改善疾病、自我防护保健目的的方法。

1. 足反射区按摩的作用

　　（1）促进血液循环　由于双足处于距离心脏最远的一端，通过对足部反射区良性刺激，使足部的血液循环通畅，将足部积存的代谢产物运到肾脏处理后排出体外。改善双足的血液循环，使全身的血液循环处于良好状态。

　　（2）调节脏腑功能　刺激足部反射区，通过神经反射传导作用，能调整其对应的脏腑器官的功能，延缓脏腑器官的衰老过程，使处于紊乱失衡状态的脏器功能转归正常。

　　（3）增强内分泌系统功能　刺激足部反射区，能间接有效地调节内分泌腺的功能。内分泌腺分泌的激素通过血液循环到达人体各个部位，因此足部护理可对全身产生广泛而持久的作用。

　　（4）提高自我防御能力　人体具备一定的自我防御能力，但如果免疫系统功能存在着缺陷或者由于衰老而降低了自身的抗病能力，就很容易患病。足部按摩疗法能改善免疫系统功能，对免疫功能低下或变态反应性疾病均有较好的治疗效果。

　　（5）消除疲劳紧张状态　顾客接受足疗后，一般能有良好的睡眠和食欲，大小便通畅，许多临床症状缓解，精神焕发，身心愉悦，对保健或养病都大有裨益。

　　（6）滋润及营养肌肤　在进行足部按摩时，按摩营养液对肌肤具有滋润、营养功效。

2. 足反射区定位及按摩适应范围

　　（1）有亚健康问题及病变的人群　足部反射区对应着脏腑和器官组织的亚健康问题及病变，通过对足部反射区按摩，可达到缓解和治疗对应脏腑器官组织的亚健康问题和病变的功效。

　　① 头（脑）部反射区适应：头痛、脑充血、脑震荡愈后的后遗症、偏头痛、前头痛、顶心头痛、后头痛。

　　② 额窦反射区适应：鼻窦炎、发热、头痛、鼻塞等。

　　③ 脑干、小脑反射区适应：高血压、失眠、头晕（不平衡感）、头重、肌肉紧张、肌腱关节复健等。

　　④ 脑下垂体反射区适应：内分泌失调病变，如甲状腺、甲状旁腺、肾上腺、脾、胰功能失调等。

⑤ 颞叶（太阳穴）、三叉神经反射区适应：偏头痛、颜面神经麻痹、腮腺炎、耳疾、失眠等。

⑥ 鼻腔反射区适应：鼻过敏、鼻蓄脓、鼻塞、鼻炎、鼻窦炎、鼻息肉等。

⑦ 颈项反射区适应：颈部酸痛、僵硬、扭拉伤害，高血压，血液循环不佳，落枕等。

⑧ 眼睛反射区适应：眼睛疲劳、结膜炎、角膜炎、白内障、近视、远视、散光等。

⑨ 耳朵反射区适应：重听、耳鸣、晕眩、中耳炎、外耳炎等。

⑩ 斜方肌反射区适应：肩颈部酸痛、肩颈部僵硬等。

⑪ 甲状腺反射区适应：甲状腺功能亢进或不足、心悸、肥胖、凸眼性甲状腺肿、神经性症状等。

⑫ 甲状旁腺反射区适应：甲状腺功能亢进或低下、心悸、失眠、抽筋、手足麻痹、指甲脆弱、骨质疏松等。

⑬ 肺和支气管反射区适应：咳嗽、支气管肺炎、胸闷、气喘、肺气肿、肺癌等。

⑭ 胃部反射区适应：胃酸过多、胃溃疡、胃胀气、胃痛、胃炎、消化不良等。

⑮ 十二指肠反射区适应：腹部饱胀、消化不良、十二指肠溃疡等。

⑯ 胰脏反射区适应：糖尿病、新陈代谢不佳、胰囊炎等。

⑰ 肝脏反射区适应：肝炎、黄疸、肝硬化、肝癌及肝功能失调引起的营养不良、疲劳等。

⑱ 胆囊反射区适应：胆结石、消化不良、胆囊炎、黄疸等。

⑲ 腹腔神经丛（太阳神经丛）反射区适应：神经性胃肠病症，如胀气、腹泻、焦虑、失眠等。

⑳ 肾上腺反射区适应：心律不齐、昏厥、气喘、风湿病、关节炎、增强免疫力等。

㉑ 肾脏反射区适应：肾功能不佳、动脉硬化、风湿病、关节炎、湿疹、肾结石、肾脏病引起的水肿等。

㉒ 输尿管反射区适应：排尿困难、输尿管结石、风湿病、关节炎、高血压、动脉硬化、输尿管狭窄造成的肾积水。

㉓ 膀胱反射区适应：肾及输尿管结石、膀胱炎、膀胱结石、尿道炎、高血压等。

㉔ 小肠反射区适应：肠胃胀气、急性肠炎、腹泻、腹部闷痛、疲倦、紧张、脱发等。

㉕ 盲肠（阑尾）反射区适应：下腹胀气、盲肠炎等。

㉖ 回盲瓣反射区适应：下腹胀气等。

㉗ 升结肠反射区适应：便秘、腹泻、腹痛、肠炎等。

㉘ 横结肠反射区适应：便秘、腹泻、腹痛、肠炎等。

㉙ 降结肠反射区适应：便秘、腹泻、腹痛、肠炎等。

㉚ 直肠反射区适应：便秘、直肠炎、直肠癌等。

㉛ 肛门反射区适应：便秘、直肠炎、痔疮等。

㉜ 心脏反射区适应：心绞痛、心力衰竭、心律失常等，对于高血压、中风病患的保健也有帮助。

㉝ 脾脏反射区适应：贫血、食欲不振、感冒、发热，增加抵抗力等。

㉞ 膝部关节反射区适应：膝关节疼痛、风湿等。

㉟ 生殖腺（男性：睾丸，女性：卵巢、输卵管）反射区适应：前列腺增生、不孕症、卵巢囊肿等。

㊱ 下腹部反射区适应：痛经、盆腔及会阴部疾病等。

㊲ 髋关节反射区适应：坐骨神经痛、臀肌损伤、腰背痛。

㊳ 上身淋巴结反射区适应：各种发炎、发热、囊肿、肌瘤、癌症等。

㊴ 下身淋巴结反射区适应：各种发炎、发热、囊肿、肌瘤、蜂窝织炎、腿部水肿、踝部肿胀、癌症等。

㊵ 胸部淋巴结反射区适应：各种发炎、发热、囊肿、肌瘤、乳房或胸部肿瘤、胸痛等。

㊶ 内耳迷路（平衡器官）反射区适应：头晕、眼花、晕车、晕船、耳鸣、高血压等。

㊷ 胸腔、乳房反射区适应：胸腔气闷、乳房充血（经期前）、乳房囊肿、丰胸等。

㊸ 横膈膜反射区适应：打嗝，横膈膜不适引起的腹部胀痛、恶心、呕吐等。

㊹ 扁桃体反射区适应：扁桃体疼痛、发炎与肿胀，喉咙痛，扁桃体发炎引起的头痛，提高免疫力。

㊺ 下颌（牙）反射区适应：下颌牙发炎、感染及化脓，下颌关节炎、牙周病、牙痛、打鼾等。

㊻ 上颌（牙）反射区适应：上颌牙发炎、感染及化脓，上颌关节炎、牙周病、牙痛等。

㊼ 喉部、气管反射区适应：喉痛、气喘、咳嗽、气管炎、感冒、声音微弱、嘶哑等。

㊽ 腹股沟反射区适应：生殖系统各种病变、性无能、疝气、隐睾症、女性不孕症等。

㊾ 子宫或者前列腺反射区适应：前列腺炎、尿频、尿急、子宫肌瘤、月经不调等。

㊿ 尿道反射区适应：尿道炎、阴道炎、尿路感染等。

(51) 直肠、肛门反射区适应：便秘、痔疮、脱肛等。

(52) 颈椎反射区适应：颈椎病、落枕、头痛等。

(53) 胸椎反射区适应：肩背酸痛、椎间盘突出等。

(54) 腰椎反射区适应：腰背酸痛、腰椎间盘突出、坐骨神经痛等。

(55) 尾椎反射区适应：便秘、不孕症、腰关节伤痛等。

㊟ 内尾骨反射区适应：腹泻、便秘、坐骨神经痛等。

㊞ 外尾骨反射区适应：坐骨神经痛、臀肌损伤等。

㊟ 肩胛骨反射区适应：肩胛骨酸痛、肩关节疼痛、背痛、肩周炎等。

㊟ 肘关节反射区适应：肘关节酸痛、风湿、肘关节炎等。

㊟ 外侧肋骨反射区适应：肋骨的各种病变、胸闷、胸痛等。

㊟ 坐骨神经反射区适应：腰腿疼痛、下肢关节炎等。

㊟ 手臂反射区适应：颈椎病、上肢酸痛、麻痹等。

㊟ 脸部反射区适应：脸部皮肤问题等。

（2）任何健康人　没有以上不适症状，但是工作繁忙，有压力感，没有时间锻炼，以及有保养意识的人都可以做足反射区按摩，具有强身健体、养生保健、美体美肤的作用等。

足底反射区、足背侧反射区、足内侧反射区定位见图2-10～图2-12。

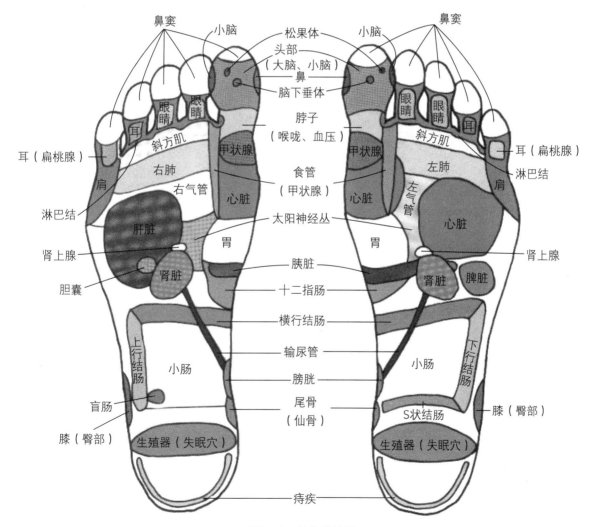

图2-10　足底反射区

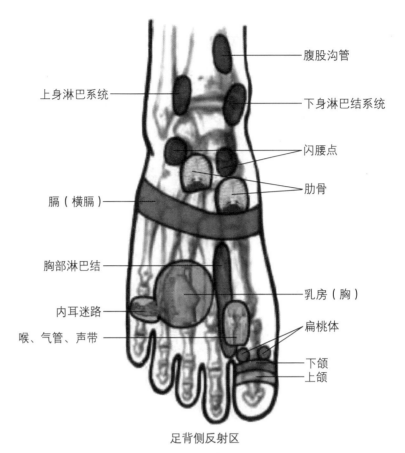

足背侧反射区

图2-11　足背侧面反射区

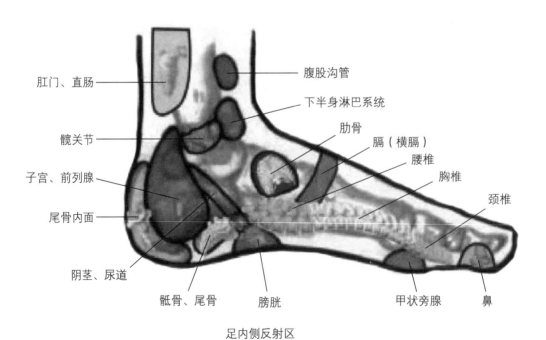

足内侧反射区

图2-12　足内侧面反射区

二、 任务实施

1. 操作前准备工作

（1）准备工作（表2-15）

表2-15　足部反射区按摩操作前准备工作

序列	准备工作	工作内容	备注
1	用具用品准备	足浴木桶及热水、足浴沙发、足浴粉（中药包）、精油、天然浮石、去角质霜、足部按摩膏（按摩乳或按摩油）、润肤乳、袜子、浴巾或盖被、毛巾	认真、仔细
2	环境准备	设置合适的温度、湿度、音乐、灯光等	认真、仔细
3	顾客准备	引领顾客进入护理间，为顾客介绍环境、护理项目及产品，妥善保管贵重物品，对顾客进行护理指导	态度温柔，语言柔和，安全意识
4	美容师准备	着工作服、束发不过肩、穿白色软底鞋、化淡妆、修甲、洗手、去首饰，保持良好的仪容仪表；75%酒精棉球消毒双手并保持温暖、戴口罩	整洁、得体、美观、规范

（2）操作要点

① **项目产品及护理剂量**：按摩膏，单次量20克。

② **操作部位**：足部反射区、小腿。

③ **按摩基本手法**

足部按摩常见手法

a. 单食指扣拳法：一只手握住顾客足部，另一只手半握拳，以食指中节近第1指间关节背侧按压。保持手指固定，用力点在第1指间关节，施力部位在手腕，双手协调用力进行点按或压刮，力度要适中（图2-13）。适应区域有：小脑和脑干、额窦、眼、耳、斜方肌、肺、胃、十二指肠、胰脏、肝脏、胆囊、肾上腺、肾脏、输尿管、腹腔神经丛、大肠、小肠、心脏、脾脏、性腺、垂体、足跟的生殖器等。

b. 扣指法：拇指屈曲与其余4指分开成圆弧状，以其余4指为固定点，用拇指顶端进行按揉或推刮。着力点为拇指指尖，施力部位在大鱼际及拇指掌指关节，其余4指固定加力。力量应适中，以能忍受为度，勿按揉或推刮出皮

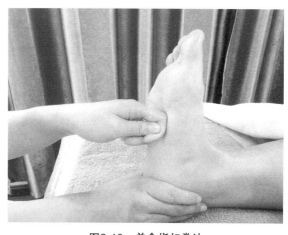

图2-13　单食指扣拳法

肤褶皱（图2-14）。适应区域包括：小脑、三叉神经、鼻、颈项、扁桃腺、上下颌等。

c. 双指扣拳法：手握拳，中指、食指弯曲，均以第1指间关节凸出，拇指与其余2指握拳固定。着力点为中指、食指的第1指间关节；施力部位在手腕或掌指关节，拇指固定加力，动作应沉稳而灵活（图2-15）。适应区域有：小肠、横结肠、降结肠、直肠、腹腔神经丛、肝。

d. 双拇指扣掌法：双手张开成掌，拇指与其余4指分开，两拇指相互重叠，以拇指指腹进行压推。操作时以腕关节发力为主，动作宜缓慢柔和（图2-16）。适应区域包括：肩胛骨、子宫（或前列腺）、肩关节、肘关节。

e. 双食指刮痧法：以双手伸直或屈曲的食指桡侧缘来刮压反射区。着力点为食指桡侧缘，施力部位在食指、中指、无名指和小指，腕部带动刮压（图2-17）。适应区域包括：胸部淋巴结、内耳迷路、足外侧部生殖器、足内侧部子宫或前列腺。

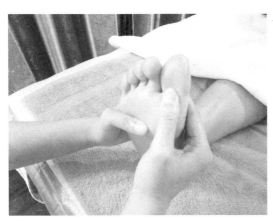

图2-14　扣指法

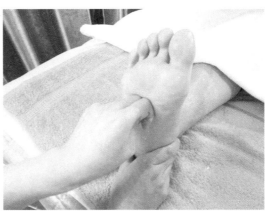

图2-15　双指扣拳法

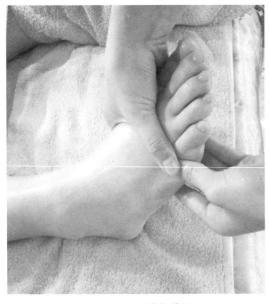

图2-16　双拇指扣掌法

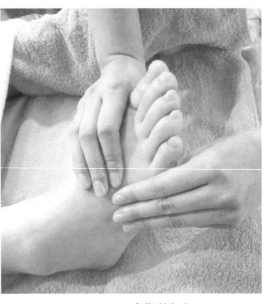

图2-17　双食指刮痧法

f. 掌推加压法：一只手拇指与其余4指分开，以拇指指腹进行推按，辅助手以掌按压于拇指之上，协助用力。操作手的拇指与另一只手的手掌应同时用力，动作协调，推动时不得左右斜偏（图2-18）。适应区域包括：胸椎、腰椎、骶椎、尾骨及内外两侧坐骨神经等。

g. 单食指刮压法：以伸直或屈曲的食指桡侧缘来刮压反射区。着力点为食指桡侧缘，施力部位在肘关节或者腕关节，食指、中指、无名指和小指为支点，压刮的力度应该保持均匀（图2-19）。适应区域包括：甲状腺、胸部淋巴结、内耳迷路、足外侧部生殖器、足内侧部子宫或前列腺。

h. 双拇指推掌法：双手拇指与其余4指分开约呈60°角（视反射区而定），4指支撑或贴附于足部表面，以拇指指腹着力于反射区上稍用力按压，再进行单方向推抹。操作时以腕关节带动拇指施力（图2-20）。适应区域包括：横膈膜、肩胛骨及内、外侧肋骨等。

i. 单食指勾拳法：一只手食指、拇指略张开，其余3指握成拳状，以拇指支撑固定足部内侧，以食指桡侧缘为着力点进行压刮。拇指与食指相对用力，以增加压力（图2-21）。适应区域有：甲状腺、内耳、胸部淋巴结、喉头（气管）、内尾骨、外尾骨等。

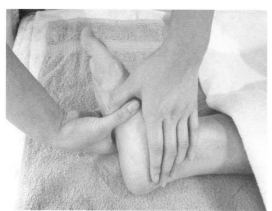

图2-18　掌推加压法

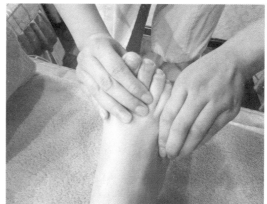

图2-19　单食指刮压法

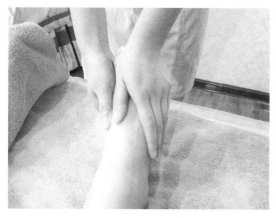

图2-20　双拇指推掌法

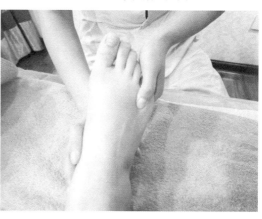

图2-21　单食指勾拳法

j. 多指扣拳法：以食指、中指、无名指和小指屈曲的第一指间关节来刺激反射区。着力点在食、中、无名、小指屈曲的第一指间关节；拇指腹固定于食指侧，其余4指屈曲，掌指关节伸直，靠握拳之力刺激（图2-22）。适应区域：小肠。

k. 双指钳法：一只手握足，另一只手食指、中指弯曲成钳状，拇指按于食指桡侧，以食指中节或末节为着力点，夹住顾客的足趾，进行挤压。操作时中指起固定作用，以拇指、食指施力（图2-23）。适应区域有：甲状旁腺、颈椎、肩关节等。

l. 拇指扣拳法：以屈曲的手指指间关节来刺激反射区。着力点在拇指屈曲的指间关节，施力部位是拇指掌指关节，其余4指固定发力。此方法易固定，力度适中，大多数反射区都适用，建议多使用（图2-24）。适应区域包括：大脑、额窦、肾上腺、肾脏、斜方肌、肺、胃、十二指肠、胰脏、肝脏、胆囊、输尿管、大肠、心脏、脾脏等。

m. 拇、食指扣拳法：双手拇、食指张开，拇指关节微曲，食指第1指间关节弯曲呈90°直角，其余3指握拳，以食指第1指间关节为着力点进行点揉。此法刺激作用较强，力度适中，频率缓慢（图2-25）。适应区域包括：躯体上、下淋巴结等。

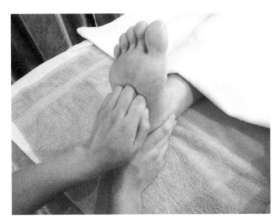

图2-22　多指扣拳法

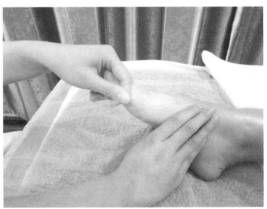

图2-23　双指钳法

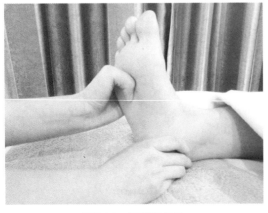

图2-24　拇指扣拳法

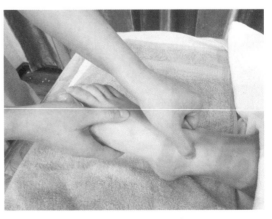

图2-25　拇、食指扣拳法

2. 操作步骤及要求

（1）**足浴**　首先用温水泡脚15～30分钟，水温40～55℃。

（2）**去角质**　依顾客足部状况可选择啫喱型去角质霜，为顾客去角质层。

（3）**按摩基本顺序**

① 检查力度：美容师一只手握住顾客左足，另一只手拇指指端向上轻力度推心脏反射区，观察顾客对力度的反应，为轻力度手法；美容师以食指第1指间关节顶点向前方按压心脏反射区为中力度手法；美容师以食指第1指间关节顶点向下方加力按压心脏反射区为重力度手法。

② 先左足后右足。

③ 每只脚按照依次为足底、足内侧、足外侧、足背的顺序进行。

④ 每个部位由前向后操作。

3. 操作注意事项

① 足浴时水温不宜过高，避免烫伤顾客。

② 饭前、饭后半小时内不宜进行足部按摩。

③ 有传染性皮肤疾病者，如足癣患者，应注意防止交叉感染。

④ 妊娠期及月经期、酗酒后神志不清者、精神病患者发作期禁忌。

⑤ 老年体弱者或受力较差者不宜长时间按摩。

⑥ 双足按摩，用毛巾把双足包好，注意保暖。

⑦ 操作结束后请顾客喝温开水，增加代谢。

 思考题

1. 足反射区按摩的作用有哪些？

2. 简述足反射区按摩的主要顺序及注意事项？

▶ 自测题 ◀

下篇

身体塑形护理

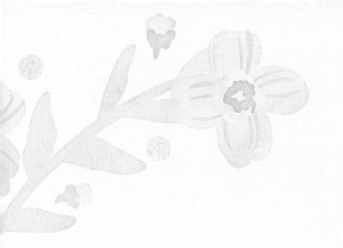

▶ 教学ppt ◀

| 项目三 | 减肥护理

项目描述

　　本项目主要介绍肥胖的概念与分类，肥胖的形成原因及危害，肥胖评估与常见减肥方法、减肥护理实施流程及注意事项。学生通过本项目的学习，具备对顾客的体型进行正确分析的能力，能熟练完成减肥护理操作。

素质目标

具有人文关怀意识，关心及尊重顾客，形成良好的职业素养。

知识目标

1. 理解肥胖的概念、分类、形成因素、危害及判断方法。
2. 熟悉常见减肥方法，按摩减肥的作用及适应范围。
3. 掌握减肥护理实施流程。

能力目标

1. 能正确地为顾客评估肥胖类型，并根据其身体状况分析肥胖问题形成的原因及危害。
2. 能正确引导顾客科学健康地减肥，并设计护理方案。
3. 能熟练掌握腹部和腿部推脂减肥步骤及要求。

导入情境

胡某，女，24岁，公司职员，体型肥胖，体重超过标准体重40%。自述：幼年时体型开始肥胖，平时胃口好，饮食量大，而且缺乏运动；父母体型均为肥胖。现在意识到肥胖不仅影响个人形象，且影响身体健康，想通过美容院护理减肥。

工作任务：

1. 如何测量胡某的体重与身体围度？
2. 请分析胡某的体型及肥胖类型。
3. 请分析胡某肥胖形成原因，并告知肥胖可能带来哪些危害。
4. 请为胡某设计科学减肥护理方案。

项目知识

一、 肥胖概述

1. 肥胖的概念

肥胖是指人体脂肪的过量储存，表现为脂肪细胞增多或脂肪细胞体积增大，即全身脂肪组织增加，导致脂肪组织所占机体重量比例增加，常表现为体重超重。

随着人们生活水平的不断提高，肥胖已经成为一种非常普遍的社会现象。国际医学界已经公认，肥胖不仅是一种状态，也是一种疾病，是一种营养过剩性疾病。它的特点是体内脂肪含量过多，体重超重，并引起机体代谢及生理的一场变化。所以，肥胖不仅使人失去美感，而且会引发多种疾病。脂肪容易积存的部位有：头颈、脊背、乳房、腹部和臀部；男性肥胖，脂肪多积聚在头颈、脊背和腹部，尤其是下腹部；女性肥胖，脂肪多积聚在乳房、臀部、腹部和大腿，身体外形多表现为胸高、腹大、臀部宽圆。

2. 肥胖的分类

大多数肥胖症的发生与遗传、营养过剩、运动不足、内分泌失调以及身患疾病等因素有着密切关系。因此按其形成原因的不同，一般将其分为两大类，即单纯性肥胖和继发性肥胖。

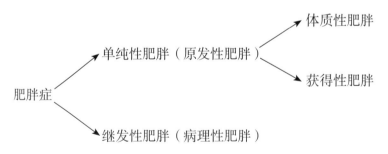

（1）单纯性肥胖（原发性肥胖）　单纯性肥胖是指无明显病因可寻，即不是由内分泌及代谢性等疾病引起的肥胖，也就是说，主要是由于摄入热能过多、消耗热能过少、营养过剩所造成的全身性脂肪过量积累，平常我们所见的肥胖者大多属于这类肥胖，一般所谓的"中年性肥胖"也是属于单纯性肥胖。

① 体质性肥胖：由于25岁前营养过剩，加上遗传因素影响所导致的肥胖。

② 获得性肥胖：也称外源性肥胖，从20～25岁以后，由于运动量不足、营养过剩或遗传因素，使脂肪细胞肥大，但无数量上的增生所引起的肥胖。

（2）继发性肥胖（病理性肥胖）　由于体内某种疾病为原发病的症状性肥胖，有明显的病因可寻。如下丘脑垂体病变、皮质醇增多症、甲状腺功能减退症、性腺功能减退症、胰岛素瘤等。这类肥胖患者临床上少见或罕见，仅占整个肥胖患者的5%以下。

3. 肥胖的形成因素

单纯性肥胖发生的原因迄今尚未阐明，有若干因素需要考虑，目前认为，主要有内、外两类因素。

（1）肥胖发生的内因　肥胖常与遗传有关，肥胖之人往往有家族遗传史。据统计，双亲体重正常，其子女肥胖发生率为10%；双亲中一人肥胖，子女肥胖发病率为50%；双亲均肥胖，子女肥胖发病率高达70%。同卵孪生儿在同一环境成长，其体重近似，即使在不同环境成长，其体重差别也小于异卵孪生子之间的差别。不但肥胖具有遗传性，而且脂肪分布的部位及骨骼状态也有遗传性。肥胖的遗传倾向还表现在脂肪细胞数目增加和细胞体积增大。近年来研究发现，脂肪消耗激素与肥胖有关。脂肪消耗激素是一种"抑制剂"，可将脂肪组织中能量储存状况的信息传递至神经中枢，使机体能适当地调整食欲、代谢和营养物质的分配，脂肪消耗激素缺乏可导致肥胖。

（2）肥胖发生的外因

① 社会因素：随着经济的快速发展，人民生活有了明显的提高，肥胖的发生率也随之增加。主要原因是动物性食品和脂肪、糖等高能量食品的摄入明显增加；由于交通科技的发达，人们的活动量明显减少。这些因素均会导致能量摄入大于消耗，导致肥胖。

② 饮食因素：胚胎期，由于孕妇能量摄入过剩，可能造成婴儿出生时体重超重；出生后喂养过量或不当，营养过剩导致儿童肥胖。过食、偏食、喜吃零食等，运动量不够时均可导致成人肥胖。

4. 肥胖症的危害

肥胖危害身体健康，因此要注意体重是否符合健康标准。

肥胖不但使人失去美感，行动不便，还会造成许多疾病，其主要危害是：

① 肥胖使人体态臃肿难看，活动不便，影响美观。

② 肥胖能使人乏力气急不耐受体力劳动，引起心悸，运动能力和劳动能力下降。

③ 肥胖使心脏周围有大量脂肪堆积，使心脏的收缩和舒张受到影响，时间一长，便可继发心绞痛、心力衰竭，并易发高血压、脑出血等病。调查统计表明，心血管病的发病率，以肥胖者最高。

④ 肥胖可使胰脏脂肪增加及胰内脂肪浸润导致糖尿病，肥胖者中糖尿病发生率比正常人高6～9倍。约有70%～80%的糖尿病患者在患糖尿病之前就已肥胖了。

⑤ 肥胖易影响呼吸功能和消化功能。

⑥ 肥胖可引起性功能衰退，男子阳痿，女子月经过少、闭经或不孕。

⑦ 肥胖会给小儿带来近期或远期的种种危害，由于肥胖，小儿学步的时间会推迟，

容易出现扁平足。小儿行动较笨拙，容易疲乏，较大儿童可出现性情孤僻、自卑感强。更严重的是，肥胖还会使小儿呼吸困难，换气不足，容易发生肺炎、支气管炎等上呼吸道感染，严重者还会出现缺氧嗜睡，精神萎靡，形成呼吸窘迫综合征等。

⑧ 妊娠期肥胖的直接危害与肥胖程度及妊娠合并症的发生有关。据统计，妊娠期肥胖者分娩时伴发各种合并症者约占75%，包括胎位异常、早期破水、延迟分娩、难产、剖宫产的比率增高，产褥期出血量多、贫血等。严重者，因肥胖增加外周血管阻力，影响组织液回流引起高血压、浮肿，重者损及心、肾功能，出现蛋白尿、气短、难以平卧等心肾功能衰竭的现象，称为妊娠高血压综合征，治疗不及时可发生抽搐、意识障碍等病症，从而危及生命，不仅对母亲危害大，对胎儿亦有影响。

二、 肥胖评估

1. 浮肉

浮肉，也称"橘皮组织""蜂窝组织""海绵组织"，是因为脂肪细胞变大后推挤到真皮层的结缔组织，细胞间隙变小，挤压微血管，导致水分及代谢物滞留在脂肪层，皮肤表面于是出现像风干的橘子皮一样皱皱的、凹凸不平的外观。双手虎口重叠呈V字形，沿着身体向下用力推压时，皮肤表面会出现一个个如蜂巢般的浅窝，即是浮肉现象。由于受激素的影响，浮肉多出现于腹部、臀部。大腿根处及手臂的浮肉是窈窕曲线和光滑肌肤的大敌。

"浮肉"一说在医学名词中是不存在的，因为它仅仅是一种特殊形式的皮下脂肪，但由于很容易被顾客所理解，同时也比单纯的"肥胖"更容易让人接受，因此成为西方美容界常用的专业术语。

2. 肥胖与浮肉的关系及区别

肥胖是指人体脂肪的过量储存，表现为脂肪细胞增多或细胞体积增大。这些脂肪细胞大小各异，专门存储脂肪颗粒并嵌入蜂窝组织中。蜂窝组织又称疏松结缔组织，纤维排列疏松交织成网，由细胞、纤维和基质三种成分组成。当其中的脂肪细胞数量增多或脂肪体积增大时，称为脂肪组织，脂肪组织由大量的脂肪细胞构成，常被结缔组织分割为许多脂肪小叶。脂肪组织常分布在皮下、大网膜、肠系膜、内脏周围等处。脂肪组织是一种具有新陈代谢功能的活性组织，尽其所能地释放脂肪以回应神经和激素活动。以这种方式，脂肪组织为人体提供必需的能量和热量并起到储存脂肪、保温、缓冲外界压力的作用。

浮肉是指囤积分布于皮下不易消除部位的脂肪组织。皮肤表面在挤压时会出现波纹，而皮肤下则有结块现象，检出时外观呈橘皮状。

肥胖是人体内脂肪含量超过正常的一种表现，是一种全身性的脂肪超标。而浮肉则是身体局部脂肪过分堆积所形成。

3. 肥胖的判断方法

体重是反映和衡量一个人健康状况的重要标志之一。过胖和过瘦都不利于健康，也不会给人以健美感。不同体形的大量统计材料表明，反映正常体重较理想和简单的指标，可用身高与体重的关系来表示。

（1）标准体重　标准体重计算公式为：标准体重（kg）=[身高（cm）－100]×0.9。根据测出的标准体重判断是否肥胖及肥胖的程度。

肥胖程度计算公式为：肥胖程度=（实际体重－标准体重）÷标准体重×100%。

体重在标准体重±10%范围内属于正常；超过标准体重10%～20%为超重；超过标准体重20%～30%为轻度肥胖；超过标准体重30%～50%为中度肥胖；超过标准体重50%以上为重度肥胖。

（2）身体质量指数　身体质量指数又叫体质指数（body mass index），简称BMI。

体质指数的计算公式为：$BMI = 体重（kg）/ [身高（cm）]^2$。

体质指数在已知身高和体重的情况下可以方便地求出。人体测量专家通过许多研究分析后发现，体质指数所评价的营养状况与以人体脂肪含量评价肥胖的"金标准"方法比较接近。因此，BMI在评价人体肥胖情况时使用非常广泛。关于肥胖的定义，世界标准是：BMI在18.5～24.9，属于正常范围；BMI大于25，为超重；BMI大于30，为肥胖。亚洲人体格偏小，用世界标准来衡量不宜，因此，亚洲标准是：BMI在18.5～22.9，属于正常范围；BMI大于23，为超重；BMI大于30，为肥胖。

BMI用于评价成人肥胖是比较适合的，我国18岁以上的男女BMI在20～24范围内的属正常，超过30属肥胖（见表3-1）。

表3-1　肥胖指数标准

BMI 分类	WHO 标准	亚洲标准	中国参考标准	相关疾病发病的危险性
体重过低	＜18.5	＜18.5	＜18.5	低（但其他疾病危险性增加）
正常范围	18.5～24.9	18.5～22.9	18.5～23.9	平均水平
超重	≥25	≥23	≥24	增加
肥胖前期	25.0～29.9	23～24.9	24～26.9	增加
Ⅰ度肥胖	30.0～34.9	25～29.9	27～29.9	中度增加
Ⅱ度肥胖	35.0～39.9	≥30	≥30	严重增加
Ⅲ度肥胖	≥40.0	≥40.0	≥40.0	非常严重增加

三、减肥方法

肥胖的治疗在国内外都很受重视，方法也多种多样。但减肥治疗必须因人而异，积极寻找病因，然后选一种适合的方法或几种适宜的方法结合起来进行治疗。不过，无论选择什么方法，都必须有计划有步骤地进行，医（美容师）患（肥胖者）双方都要有信心。美容院主要使用减肥美体化妆品，结合专业的减肥美体仪器及按摩手法，促进脂肪燃烧、分解，紧实肌肤，从而达到减肥、塑身的效果。

1. 饮食减肥塑身法

当摄取的食物变为热量（合成代谢）大于热量的消耗（分解代谢）时，由于脂肪积蓄，就会出现肥胖。通过调节饮食，控制摄入的热量，不使热量过剩，减少脂肪的堆积，甚至消耗热量，减少脂肪也是减肥的一种有效方法。另外，也要注意减缓进食的速度，刺激下丘脑神经中枢，产生饱胀感，消除饥饿感。在进食前20分钟，先喝一杯白开水，每天至少饮6~8杯水（250mL/杯），约两三升。多吃一些粗粮和水果蔬菜，调整好合理的饮食结构。

（1）下列食物可以多吃　小牛肉、蛋类、家禽类（鹅肉除外），蔬菜类（冬瓜、番茄、菜花、辣椒、芹菜、黄瓜等），水果类（柠檬、橘子、木瓜、苹果、草莓等），酸乳酪、茶、脱脂奶（不加糖）等。

（2）下列食物尽量少吃　含脂牛奶、奶油、奶制品、冰淇淋及各类冷饮、巧克力、蜜饯、各类油脂、肥肉、面食、甜食、薯类、酒类、豌豆、蚕豆等。

正常情况下，健康人从食物中摄取的热量和所消耗的热能处于动态平衡状态，否则体重会减轻或增加。肥胖是热能正平衡的结果。饮食减肥法的原理则在于平衡膳食结构、减少饮食的摄入量，使机体消耗热能，使热能处于一种负平衡状态，从而达到减肥的效果。

2. 运动减肥塑身法

运动减肥塑身法是采用体育锻炼的方法来消耗脂肪、减轻体重。目前，国内外减肥方法的主要措施是控制饮食和增加体育锻炼，造成热能的负平衡，使多余的脂肪代谢消耗、体重减轻，防止继发性疾病。在减肥护理中，体育锻炼的重要性仅次于饮食控制。但对于轻度肥胖而又不愿接受严格饮食控制的人来说，它可以作为主要的护理方法。此外，对于正在发育中的青年肥胖者，单纯的饮食控制如果掌握不好，会影响身体的正常发育，运动减肥则是其首选方法。

（1）运动减肥的机理　体育锻炼可减少体内积聚的过剩脂肪。肥胖的人，其脂肪细胞可重达1.5µg，单靠节食只能使其降至0.7µg，但是适度的体育锻炼却可以使其降至0.3~0.5µg。因此，减肥专家们认为，采用运动来增加热量的消耗，促使体重下降，是防治肥胖不可缺少的手段。每当我们参加一项剧烈的体育运动后，其热量的消耗是平时热量消耗的两倍以上。更为重要的是，待一次剧烈的运动后，体内的能量消耗还要持续15个小时。科学适宜的运动，不但能增强肌肉，还可以消除体内过剩的脂肪。

① 消耗热能：运动之所以能够减肥，是因为运动过程中需要消耗大量的热能，所消耗的热能与运动时间、激烈程度有关。通常情况下，运动的强度越大所消耗的热能就越多。如果消耗的热能持续超过摄入的热能，身体就会动用体内储存的脂肪，使其分解产热以满足机体运动的需要。所以，长期科学的体育锻炼可以减少脂肪储备，达到减肥的目的。

② 减少脂肪：肌肉运动能增加血液内葡萄糖的利用率，防止多余的糖转化为脂肪，减少脂肪的形成，同时肌肉的运动可以加强对血液中游离脂肪酸的摄取和利用，而血液中的游离脂肪酸则从脂肪细胞中获得补充，其结果是体内脂肪消耗加快、体脂减少、体重下降。

③ 促进代谢：运动能增加肌肉组织中蛋白质的新陈代谢，增加肌肉中酶的活性，使肌细胞的代谢能力增强，消耗的热能也增加，促进糖、脂肪类物质的消耗，增加肌纤维，减少脂肪储存。

④ 增加神经、内分泌系统的兴奋性：体育锻炼可作用于神经系统和内分泌系统，使神经、内分泌系统的兴奋性增强。肾上腺素、去甲肾上腺素增加，可提高脂蛋白酶活性，促进脂肪分解利用，游离脂肪酸增加，降低胆固醇、甘油三酯等脂类物质，减少其在实质脏器中的沉积；运动时胰岛素分泌下降，减少了糖向脂肪和糖原的转化，脂肪形成减少。

⑤ 改善脏器功能：运动有助于改善心肌功能，改善呼吸系统，促进肠胃功能，从整体上改善肥胖者的体质。长期运动能改善心肌代谢、增强心肌收缩力，增加血管弹性，增强心血管系统对体力活动的适应能力，从而改善整个心血管功能。运动可增强呼吸肌收缩力，增加胸部和膈肌的活动度，加强呼吸，增加肺活量，改善呼吸功能，使气体交换加快，有利于氧化燃烧多余脂肪。

⑥ 调节大脑皮质活动：运动可调节大脑皮质活动状态，使人精神饱满，睡眠效率增高，身体各系统代谢正常，提高基础代谢率。基础代谢正常增高，消耗热能增加，脂肪消耗增多，从而减少了脂肪储存。

（2）运动减肥的原则

① 强度：运动量的强度以肥胖者在运动时脉搏增快至120～130次/分钟为宜，若出现脉搏跳动不齐，则应减少或停止运动。此外，还可以通过劳累的程度来测定运动量，一般来讲，运动后休息10～20分钟，不再有疲劳感为适度。对于那些日常正常生活工作十分繁忙的减肥者，可以采用轻松、灵活的方式，如以步代车、少乘或不乘电梯等。

② 项目：运动项目的选择要根据个体身体的条件、兴趣喜好等进行，如体质较好、肥胖程度较轻者，开始可选择运动量较大的体育项目，如长跑、登山、游泳、自行车越野等；若体质差、肥胖明显，可选择运动量较小的项目，如慢跑、静走、骑单车、打羽毛球、练太极等；若体质较差、肥胖，心情烦躁不安者，可选择气功减肥疗法、瑜伽等。运

动量应循序渐进，不可操之过急。如跑步对于减肥健身是十分有效的，但对于体质较差的肥胖者来说，可以先练一周的快速散步，再练一个月的缓慢跑，然后才做运动量较大的中长跑，这样才是比较科学的选择。持之以恒地去进行，才能有利于消除全身堆积的脂肪。应控制运动的量，切不可强求减肥。

3. 仪器减肥塑身法

仪器减肥塑身法包括高温排汗式、电流促进脂肪燃烧式、振荡式、电脑气压式、推脂式等，主要是利用美容仪器的热效应原理使脂肪堆积部位血流加快，促进新陈代谢，加速脂肪分解，消除脂肪，达到减肥的目的；电流刺激肌肉产生被动式运动，达到收紧肌肉、保持体型的目的。适用于单纯性肥胖，也可配合其他方式同时进行。

4. 药物减肥塑身法

药物减肥塑身法不是减肥的首选方法，应在其他方法疗效不佳或无效的情况下使用。而且服用药物时间不宜过长，因为大部分减肥药都有一定的副作用，常用的减肥药物有以下几类：

① 控制食欲的药物。

② 增加水排出量的药物。

③ 增加胃肠蠕动，加速排泄的药物。

④ 增加热量消耗的药物。

上述各类减肥药物，既有西药，也有中药，无论采用哪种药物，均应在医生的指导下合理使用，抑制合成代谢，从而降低肥胖者的体重，达到减肥的目的。

5. 沐浴减肥塑身法

沐浴俗称"洗澡"，沐浴不仅是为了清洁皮肤上的污垢，而且还能使心情愉悦，享受生活的乐趣。对肥胖者来说，可通过洗澡落汗法，达到良好的减肥效果。普遍使用的沐浴减肥法是温泉浴、桑拿浴、蒸汽浴减肥法等。

① **温泉浴**。温泉是指来自地壳深层的泉水，含有硫黄、磷、钙、镁、铁、钾、钠、锶、镭、氯、氟等元素及氢气、氡气、二氧化碳、硫化氢等气体。温泉有一定的热度，能调整人体的新陈代谢，特别是钾离子能作用于神经末梢，镁离子参与肝糖原的代谢，促进糖的代谢，降低血糖含量，从而达到减肥目的。

② **桑拿浴与蒸汽浴**。桑拿浴能促进血液循环和机体的新陈代谢，对减轻关节痛、腰腿痛均有功效，由于血液循环快，使得出汗增多，以此来消耗体内能量，从而达到减肥目的。桑拿浴室的高温及干燥会使人大量出汗，因此顾客进入桑拿房时，应受到美容师的指导，首次温度不应设定太高。

蒸汽浴室封闭较紧，人在蒸汽室内，身体会大量出汗，汗液排泄后，体重会相对减轻，若再配合饮食减肥法就可达到减肥目的。蒸汽浴护理通常作为减肥热身处理中最普通的形式，其软化皮肤角质层及去除死皮的效果非常显著。

③ 沐浴减肥需注意事项：

a. 沐浴（桑拿、蒸汽浴等）时间不可过长，心脏病、高血压和低血压、糖尿病、癫痫病患者及怀孕期间和月经期前2～3天内的妇女不能进行桑拿或蒸汽浴。此外要严格掌握沐浴时间及温度，以免因体内血液循环加快，超出心脏的承受力，以及血管极度扩张而引起不适。

b. 忌空腹沐浴，以免引起低血糖性休克。

c. 饭后也不宜立刻沐浴，否则会影响胃肠消化功能。

6. 按摩减肥塑身法

通过按摩推脂及点穴按摩，对肥胖的部位施以局部按摩、点穴，疏通经络，流通气血，促进脂肪的分解与热能的消耗，达到局部减肥的目的。可配合美体类化妆品使用，效果较好。

影响能量代谢的因素

1. 基础代谢率

即在室温为20～25℃，人处于清醒而又极端安静状态下，排除肌肉活动、食物、精神紧张等因素影响时，单位时间内的能量代谢，每个人的基础代谢率是不同的。

2. 运动

最轻度运动：散步、购物、做家务等消耗热量180kcal/h。

轻度运动：太极拳、体操等消耗热量270kcal/h。

中等强度运动：骑自行车、登山等消耗热量540kcal/h。

强度运动：跳绳、游泳、足球、篮球等消耗热量1080kcal/h。

3. 环境温度

4. 食物的特殊动力效应

5. 精神活动

平静思考时，约增加耗能4%。当处于紧张状态时能量消耗会明显增加。

计算出你每天的热量消耗：（基础代谢×3）/2，再根据你的工作环境、压力、运动状况等因素进行增减。（注：1cal=4.1868J）

7. 针灸减肥塑身法

针灸减肥塑身是以中国传统医学的经络学说为理论指导，以针灸有关穴位为治疗部位的一种减肥塑身方法。

8. 手术减肥塑身法

手术减肥塑身是通过吸脂、皮肤脂肪切除、隆胸等整形美容手术来进行减肥或形体塑造。适用于局部脂肪堆积者及皮肤松垂者，不适用于全身性肥胖的顾客。

项目任务

一、 任务说明

减肥护理方法多样，其中按摩减肥是众多减肥方法之一，是一种被动式的运动，深受人们的青睐。按摩减肥在不增加心肺负担的状态下，控制或者减轻体重，达到保持良好的身材的目的。主要以减肥膏或按摩膏或按摩油，做局部或全身减肥塑身按摩30~40min，按摩时要略有力度，使皮肤有发热感，帮助产品渗透到皮肤深层，起到燃脂减脂的作用。

1. 按摩减肥的作用

① 促进局部组织气血运行，加速身体新陈代谢，使多余的脂肪组织转化为能量消耗掉，减少局部脂肪堆积。

② 按摩可以加速人体淋巴系统循环，促进脂肪细胞液化，从而减少细胞间隙水分的蓄积。

③ 按摩减肥具有疏通经络、运行气血、调节人体各个器官功能的作用。

④ 按摩减肥对人体消化系统、内分泌系统、神经系统以及体液代谢、糖代谢等都具有双向调节作用，可以有效控制体重，是一种科学的、健康的、安全的减肥方法。

2. 按摩减肥的适应范围

体型肥胖或者局部肥胖脂肪囤积明显想减肥的人群均可以做按摩减肥。

二、任务实施

1. 操作前准备工作

按摩减肥操作前准备工作，见表3-2。

表3-2　按摩减肥操作准备工作

序列	准备工作	工作内容	备注
1	设备准备	美容护理仪器，检查设备电源是否完好	认真、仔细
2	用具、用品准备	护理床单元（护理床、护理车、护理椅），毛巾3～4条、床单或浴巾2条、依情况准备被子1床；浴帽1个、浴巾1～2条、美容袍1件、拖鞋，护理产品、消毒用具1套等	认真、仔细
3	环境准备	安排独立单人间，保证安静、绝对隐私；设置合适的温度、湿度、音乐、灯光等	舒适、关爱
4	顾客准备	引领顾客进入护理间，为顾客介绍美容产品、仪器设备、环境；妥善保管贵重物品；测量体重及身体围度；协助顾客沐浴、热疗及做皮肤深层清洁	态度温柔、语言柔和，人文关怀
5	美容师准备	着工作服、束发不过肩、白色软底鞋、化淡妆、修甲、洗手、去首饰，保持良好的仪容仪表；75%酒精棉球消毒双手并保持温暖、戴口罩	整洁、得体、美观、规范

2. 操作要领

（1）项目产品及护理剂量　调和减肥油单次量20～25mL。

减肥化妆品

（1）减肥化妆品的作用原理　借助按摩或不需按摩，可使皮肤毛细血管扩张，增强皮肤的吸收率和药物对皮肤的渗透力，加强微循环功能，使药物发挥最大效果，燃烧体内多余的水分和脂肪。

（2）减肥化妆品的主要成分　减肥化妆品的主要成分，精油有薄荷油、柠檬油、桉叶油、刺柏油、月见草油、百里香油、迷迭香油、薰衣草油；常见中草药有田七、海藻、芦荟、柴胡、大黄素、辣椒素、木贼、常春藤、红花、茶叶、人参、越橘、杏粒子、接骨木、大栗叶精华、洋葱油、银杏、丹参、山楂、绞股蓝等，化学药物有丙醇二酸、胆甾烯酮、烟酸酯类、通明质酸酶、高浓缩血清、L-肉毒碱、α-育亨烯。

（2）按摩部位　部、腰部、腹部、腿部。

（3）腹部减肥常用的腧穴　① 水分：下脘下1寸，脐上1寸，腹中线上。② 天枢：脐中旁开2寸，左右各1穴。③ 气海：脐下1寸5分，腹中线下。④ 关元：脐下3寸，腹中线下。⑤ 中脘：上腹部，前正中线上，脐中上4寸。⑥ 神阙：腹部中部，脐中央。

（4）腿后推脂减肥常用的腧穴及功效　① 承扶：臀横纹正中。② 殷门：大腿后面，臀下横纹中点与委中的连线上，臀横纹中点下6寸处。③ 委中：在腘横纹中点，在股二头肌腱与半腱肌肌腱的中间。④ 太溪：内踝高点与跟腱之间凹陷处。⑤ 承筋：在小腿后面，当委中与承山的连线上，腓肠肌肌腹中央，委中下5寸。

3. 按摩减肥操作步骤及要求

为达到理想的减肥效果，一般通过手法按摩减肥以脂肪较多部位进行综合调理，通常按摩部位有：背部按摩、腰部按摩、腹部按摩、腿部按摩等，前面的项目已经学习了腰部和背部按摩实操，本项目主要介绍腹部按摩减肥和腿部按摩减肥法。腹部按摩减肥共17个步骤，具体见表3-3；腿部按摩减肥共21个步骤，具体见表3-4。

腹部推脂
减肥实操

（1）腹部推脂减肥手法

表3-3　腹部推脂减肥步骤及要求

序列	操作步骤	操作要求	备注
1	上油	① 美容师将按摩精油倒于手掌心，双手掌根向外拉互搓至温热后，沿肚脐上下、左右涂抹于顾客腹部 ② 双手顺时针方向打圈按摩，在打圈按摩过程中，左手始终匀速在腹部表面顺时针循环，右手在与左手接近碰触中交替循环抬起，右手始终落手于髋部，抬手于近端髋部。8～10次	双手温暖
2	顺时针加力按摩	同上动作，美体师在做顺时针打圈按摩的过程中在腰肋两侧加力按摩，掌根用力推按，指尖朝上，右手从近端髋部向上推，左手从远端肋骨向下推，不可过分牵拉皮肤。8～10次	手法服帖、连贯，施力均匀
3	掌推腹部	左侧位，站立在顾客左侧，一腿在前稍弓，另一腿在后微绷。双手竖位，指尖朝上。双手全掌着力于小腹部脐下，双手同时用力推至肋骨，掌心可触及肋骨时，双手掌根向外侧沿腰侧下滑，同时指尖向外侧旋转180°至指尖在体后相对，双手托住腰部，抖腕用爆发力向上提拉腰两侧，至脐下原位。重复3～5次	手法服帖、连贯，施力沉稳
4	横扭腰腹	也叫扭"S"。左侧位，双手指尖朝前，五指并拢，双手交替横扭腰腹部，从两侧向中间扭，在肚脐处自然形成一个"S"形状，一手向外侧推的同时一手向怀里拉，腰腹左右来回进行横扭。重复8～10次往返	掌根服帖，速度均匀

续表

序列	操作步骤	操作要求	备注
5	推揉腰腹	双手五指并拢，指尖朝前，并排推揉腰腹部，从右至左来回进行推揉，形成"Z"字路线。在脐上与脐下部位可做弧线推揉。走4个往返	避开顾客肋骨与髋部
6	横拧腰腹	左侧位，双手交替横拧腰腹部，类似拧毛巾动作。把腹部分成五个区域，腰远端侧面为1区，肚脐左右分别为2区和4区，3区为2区和4区之和，腰近端侧面为5区，然后以双手虎口交替揉搓腹部	手法服帖，力度和速度适中
7	横拉腰腹	从下腹向上分四段，双手交替横拉腰腹部，从左至右来回进行横拉。髋部→脐下小腹→腰→肋部，双手一前一后交替回至腰部用身体力深拉，1个往返	
8	斜拉腰腹	双手交替从腰侧向脐下方向交替做斜拉动作，速度由慢向快逐渐加速，最后双手重叠拉至脐下。重复30次	速度由慢到快，注意控制落手的力量，避免出现拍打肌肤的声音
9	反方向右侧位横拧、横拉腰腹与斜拉腰腹	同步骤6、7和8	
10	打圈按摩	双手以肚脐为中心绕圈按摩，双手指尖重叠打小圈做小肠按摩、全掌重叠打大圈做大肠按摩，顺时针方向加力。	掌跟和指尖交替用力
11	虎口腰侧上推按摩	双手竖位，指尖朝上。双手全掌着力于小腹部脐下，双手同时用力推至肋骨，掌心可触及肋骨时双手掌根向外侧沿腰侧下滑至髋部，双手虎口打开迅速用力向上提拉沿原路返回至脐下原位。重复3~5次	手掌服帖，动作连贯
12	点按腹部穴位	双手同时重叠点按脐上1寸——水分、分开点按脐旁开2寸——天枢、重叠点按脐下3寸——关元、脐下1.5寸——气海、脐上4寸——中脘	点穴力度，以能感受顾客心跳为止
13	揉推结肠	左侧位，双手五指并拢，交替揉推结肠部位，沿着结肠的走向从下至上推升结肠，从左至右横推横结肠，从上至下拉降结肠，在升结肠到横结肠，横结肠到降结肠揉推的过程中右手要衔接流畅。每个结肠推10~12次	双手交替衔接流畅
14	按抚腹部	双手顺时针方向打圈按摩，在打圈按摩过程中，左手始终匀速在腹部表面顺时针循环，右手在与左手接近碰触中交替循环，右手始终落手于髋部，抬手于近端髋部。8~10次	力量均匀，双手服帖于腹部
15	上推腹部	双手交替从脐下向上推至肋骨，中间到左边再到右边最后回到中间依次交替上推腹部。10~20次	速度适中

续表

序列	操作步骤	操作要求	备注
16	按抚腹部	同步骤14	同步骤14
17	重叠按压神阙结束		

（2）腿后推脂减肥手法

表3-4　腿后推脂减肥步骤及要求

序列	操作步骤	操作要求	备注
1	上油	站于所要推脂腿的同侧床底边缘处，弓步。双手拇指交叉沿中线同时从脚踝向上至臀部轻点展油，掌根向外打开两侧轻点包回	注意食指指尖并拢，全掌要有下压的力量
2	大按抚	站位同1的位置。两手同时外高内低的原则从脚踝处向上推至臀部，向外旋转90°五指打开下拉按抚包回至脚踝位置，重复3次，最后一次包出脚趾转身，外手在上包脚底，内手在下包脚背	上推时弓步，用身体的力量，下拉时重心靠后如拔河的感觉
3	按摩脚底板	美容师转身直立于顾客脚的位置做脚底按摩： ① 转身双手交替下推脚底，手指朝前，掌根推出脚趾 ② 双手拇指同时下推脚底，在脚底板打圈。用整个拇指力量，中间推，两侧包回 ③ 双手掌心横向交替下推脚底 ④ 一手轻扶脚腕，一手用手掌根向内打圈按揉脚底 ⑤ 双手交替下推脚底。动作同① ⑥ 双手重叠同时下推脚底结束	用整个手指和手指的力量，四指包住脚底外侧
4	按抚腿的背面	转身双手分4等份按抚腿的背面。站位同步骤1的位置，每一次按抚拉回至脚踝处	注意外手高内手低的原则
5	掌推腿部三线并沿两侧下滑包回	掌推腿部三线并沿两侧下滑包回。站位同步骤1的位置，双手横位交替上推腿部，外高内低原则，两侧按抚包回至脚踝处（中间→外侧→内侧）	用手掌的力量，手掌包住腿部外侧
6	横拧腿部背面	美容师站于所要推脂腿的同侧，从小腿脚踝处至大腿根把腿部分成4等份，两手交替用四指向内打圈，并把每一等份分成内、中、外三个面做拧毛巾动作，由下而上，由内而外	内侧四指向上加力，外侧轻滑向下
7	交替横推腿部	双手交替从腿根部向脚踝方向由外向内短线横推腿部肌肉，在横推的过程中交替时始终从手的正后方开始，并沿一条线反复多次、逐步地从外向内侧推脂	沿一条线反复多次地交替推到腿部内侧、推内侧位时力量减轻
8	交替横拉腿部背面	双手交替从脚踝向大腿根方向由内向外短线横拉腿部肌肉，在横拉的过程中交替时始终从手的正前方开始，并沿一条线反复多次、逐步地从内向外侧提拉脂肪	沿一条线反复多次地交替拉至腿部外侧，拉外侧位时力量减轻

序列	操作步骤	操作要求	备注
9	双手交替横扭大腿	双手从大腿根部向腘窝部交替横向"S"形横扭大腿，上重下轻，双手重叠从腘窝处向上推，大腿根处两侧包回至腘窝处	向上发力，向下泄力
10	虎口上推，拨开包回	虎口上推，拨开包回。双手虎口外高内低原则从腘窝处上推到臀沟线下，拇指向两侧拨开并包回至腘窝处	外侧手高位，内侧手低位，拨开的动作不可夹肉
11	虎口四段推，拨开包回	把大腿分成4段，每一段拨开包回	同步骤10的备注
12	屈指滑按	双手屈指呈螃蟹状，以第一指关节面着力，从腘窝处向上打圈滑按： ① 螃蟹手爬行打圈 ② 螃蟹手交替上推。从中间→外侧→内侧→中间 ③ 螃蟹手同时上推五指并拢滑下	上推时用手指第一指关节背部，下滑是用整个手掌
13	虎口交替上推	双手用虎口一上一下交替从腘窝处上推，从大腿中间→外侧→内侧→中间直至交替提升臀部赘肉	外侧的赘肉向臀部方向推
14	转身快扫，按抚包回	转身，立于臀位，双手交替由足部快扫拉至大腿部提拉腿部，再转身按抚包回至脚踝	五指张开，快速下滑整个腿后
15	虎口长推	① 双手虎口一上一下外高内低原则从脚踝波浪形上推，至臀沟线后双手重叠轻滑回脚踝 ② 双手虎口同时上推至臀沟线处重叠轻滑回脚踝	用虎口位置，连续且有节奏地长推
16	点穴	分五点点穴（太溪穴、承筋穴、委中穴、殷门穴、承扶穴）	点穴准确
17	虎口握捏，抓弹腿部	双手从脚踝至大腿再从大腿返回脚踝，一上一下、一抓一放，弹动肌肉，握捏抓弹腿部	用大臂带动手部向两侧抓弹
18	慢推快扫大按抚	双手中速上推，快速下滑做大按抚动作	慢推快速下滑，节奏鲜明
19	分四段按压	双手从小腿内侧并排滑至腘窝处，分四段按压，第一段两手用力分开至臀沟线和脚踝骨，第二、三段逐渐向里，第四段双手半重叠按压腘窝处	注意动作的衔接和连贯
20	放松腿部	① 一只手放于腘窝处，另一只手从小腿内侧滑至脚背，小腿折起，屈腿并按压腿 ② 活动脚踝，一只手抓住脚踝，另一只手抓住脚背，左右各5圈 ③ 叩足底	动作的衔接不可从腿部直接跳跃至脚踝
21	推油结束	把脚放平，结束	动作要轻柔

4. 操作的注意事项

① 对因疾病引起的肥胖，首先建议顾客到医院治疗原发病。

② 经期、哺乳期女性，严重心血管疾病、高血压、糖尿病、传染病患者等忌做减肥护理。

③ 过度饥饿者，若再做减肥增加身体的消耗，易引起低血糖，应在进餐2小时以后再做减肥护理。

④ 产后视情况在3-6个月后可进行减肥护理。

⑤ 有仪器操作禁忌者禁止使用仪器减肥。

⑥ 做腹部减肥护理时，应将顾客上衣（未能换一次性纤维纸内裤、内衣时）推至双肋以上，将裤子脱至耻骨部位，使腹部充分露出，以便于护理。

⑦ 在没能更换一次性纤维纸内裤、内衣的情况下，务必用毛巾分别将顾客减肥部位的上衣下边、裤腿边沿包严。

⑧ 在进行减肥护理时，切记不可将顾客的衣裤弄脏。

知识拓展

减肥后常见的异常情况

国际上减肥的四大原则是：不腹泻、不厌食、不节食、不反弹。减肥的目的是健美，但如果减肥的方式、方法选择不当，便会出现与减肥目的相反的情况：

1. 不合理的快速减肥，会造成肌肉松弛、下垂，加速其衰老。

2. 不恰当的时断时续的单一方法减肥，易出现减肥后间断性地迅速反弹。

3. 所选择的减肥方式、方法不适合本人的年龄、身体状态，或不合理的快速减肥，会使减肥者出现下列情况：

① 浑身无力，精神萎靡，严重者会直接影响正常的生活、工作与学习，并可能引发诸如厌食或营养不良等多种疾病。

② 选择不恰当的药物减肥造成长期习惯性腹泻，同样会使人出现营养不良、导致各种疾病，严重影响人体健康。

③ 不恰当的运动减肥，会造成人体的各种意外伤害。

三、 疗程设计

1. 减肥期

每天或隔天做一次，10次为一疗程。

2. 巩固期

每周1～2次，10次为一疗程。

 思考题

1. 什么是肥胖？肥胖主要分为哪两大类？

2. 请叙述肥胖的形成原因。

3. 怎样判断是否肥胖？

4. 美容院常用的减肥方法有哪些？仪器减肥的原理是什么？

5. 请叙述美容院的减肥护理程序、要求及禁忌。

6. 减肥护理的注意事项有哪些？

7. 简述腹部和腿部推脂减肥实操注意事项。

▶　自测题　◀

| 项目四 | 美胸护理

▶ 教学ppt ◀

项目描述

本项目主要介绍乳房发展的不同阶段、解剖结构、形态位置及分类，乳房与全身的比例关系，乳房健美的标准及乳房的生理功能，乳房评估及常见美胸方法，乳房按摩的作用及适应范围，美胸按摩操作程序、注意事项与疗程设计。学生通过本项目的学习，具备对乳房进行正确分析的能力，熟练完成美胸护理操作，指导顾客进行营养丰胸、运动美胸，正确地选择丰胸产品等。

素质目标

具有良好的人文意识，关心顾客、尊重顾客，注意维护顾客隐私，养成良好的职业道德。

知识目标

1. 了解乳房的生理功能及乳房全身的比例关系。
2. 熟悉乳房发展的不同阶段、乳房的解剖结构、乳房的形态位置及乳房的形态分类、乳房按摩的适应范围。
3. 掌握乳房问题评估、乳房护理作用及常见美胸方法。
4. 掌握乳房按摩的作用及原理。

能力目标

1. 能正确地掌握乳房评估方法。
2. 能根据顾客身体状况分析乳房问题形成的原因。
3. 能分析不同顾客的身体情况，并设计调理方案。
4. 能熟练掌握乳房按摩操作步骤及要求。

导入情境

张女士，30岁，已婚，在某重点高中任教，丈夫是外企白领，平日里两人都忙于事业，婚前两人商量晚几年生孩子。婚后第一年，她以口服避孕药为主，尽管避孕效果不错，但她担心长期服避孕药会有不良反应，偶尔间断地停用避孕药，这期间何女士意外怀孕三次，做了三次人工流产。随后的体检中，她被查出患有乳腺增生。流产，为什么会导致乳腺增生症？张女士非常后悔当初人工流产，甚至担心自己患乳腺癌，影响未来做母亲的机会。

工作任务：

1. 请你分析张女士乳腺增生形成的成因及危害。
2. 作为美容师，你应该如何帮助张女士缓解其焦虑？
3. 你认为应该为张某做什么护理项目，有何作用？

项目知识

一、 乳房概述

1. 乳房发展的不同阶段

　　隆起的胸部，波浪起伏的乳峰，是构成女性曲线美的重要组成部分。一般来说，青春期女子8～13岁后乳头开始萌生，胸部耸出；15～16岁后，乳房逐渐趋于成熟而形成胸部曲线。胸部发展从幼儿期到老年期经历七个阶段。

　　（1）幼儿期　8～9岁以前。

　　（2）青春期　10～18岁，受雌激素和孕酮的影响开始发育，这个阶段应加强饮食营养和增强体育锻炼，选择大小松紧合适的胸衣，避免趴着睡觉或压迫胸部。

　　（3）成熟期　25岁后，乳房发育成熟，重点在于健美。

　　（4）孕期　受雌激素和孕激素的刺激，乳腺组织增生，乳房膨胀、增大。

　　（5）哺乳期　脑垂体分泌垂体乳素，促使乳腺分泌乳汁，乳房变松弛。

　　（6）更年期　循环变慢，女性激素分泌不稳定，胸部松弛、下垂。

　　（7）老年期　循环变差，女性激素的分泌逐渐减少，胸部变得干扁萎缩。

知识拓展

乳房与激素的关系

　　乳房是多种内分泌激素的靶器官，因此，乳房的生长发育及其各种生理功能的发挥均有赖于各种相关内分泌激素的共同作用。如果其中的某一项或几项激素分泌紊乱，或各种激素之间的平衡失调，必然会直接或间接地影响着乳腺的状况及其生理功能。

　　（1）卵泡刺激素　由垂体前叶分泌。主要作用为刺激卵巢分泌雌激素，从而对乳腺的发育及生理功能的调节起间接作用。

　　（2）促黄体激素　又称黄体生长素。由垂体前叶分泌。主要作用为刺激卵巢产生黄体素，从而对乳腺的发育及生理功能的调节起间接作用。

　　（3）催产素　由垂体后叶分泌。在哺乳期有促进乳汁排出的作用。

　　（4）雄激素　在女性由肾上腺皮质分泌而来。小量时可促进乳腺的发育，而大量时则可起抑制作用。

（5）**雌激素**　主要由卵巢的卵泡分泌，肾上腺和睾丸亦可分泌少量雌激素，妊娠中后期的雌激素则主要来源于胎盘的绒毛膜上皮。雌激素中生理活性最强的是雌二醇。在青春发育期，卵巢的卵泡成熟，开始分泌大量的雌激素，雌激素可刺激垂体前叶合成与释放催乳素，从而促进乳腺的发育；在妊娠期，雌激素在其他激素如孕激素等的协同作用下，还可促进腺泡的发育及乳汁的生成。

（6）**孕激素**　又称孕酮，主要由卵巢黄体分泌，妊娠期由胎盘分泌。孕激素中最具生理活性的是黄体酮，其主要作用为促进乳腺小叶及腺泡的发育，在雄激素刺激乳腺导管发育的基础上，使乳腺得到充分发育。

（7）**催乳素**　是由垂体前叶分泌的种蛋白质激素，其主要作用为促进乳腺发育生长，发动和维持泌乳。在青春发育期，催乳素在雌、孕激素及其他激素的共同作用下，能促使乳腺发育；在妊娠期可使乳腺得到充分发育，使乳腺小叶终末导管发展成为小腺泡，为哺乳做好准备；妊娠期大量的雌、孕激素抑制了催乳素的泌乳作用；分娩后，雌、孕激素水平迅速下降，解除了对催乳素的抑制作用，同时催乳素的分泌也大量增加，乳腺开始泌乳。此后，随着规律的哺乳的建立，婴儿不断地吸吮乳头而产生反射，刺激垂体前叶分泌催乳素，从而使泌乳可维持数月至数年。

2. 乳房的解剖结构

乳房位于胸壁的表皮组织内，主要由腺体、导管、脂肪组织、结缔组织等构成。乳房的大小取决于乳腺组织和脂肪的数量（图4-1）。

（1）**腺体组织**　乳房内乳腺组织占乳房体积的1/3。乳房中约有20个乳腺，每一个乳腺由15～20片乳腺小叶组成，乳腺小叶以乳头为中心呈放射状排列，每个小叶有一排泄管，为输乳管，在近乳头处，输乳管扩大为输乳管窦，其末端变细，开口于乳头。

（2）**脂肪组织**　脂肪组织占乳房体积的2/3，是构成乳房体积的主要部分，脂肪组织呈囊状包于乳腺周围。

（3）**结缔组织**　乳房通过胸大肌和

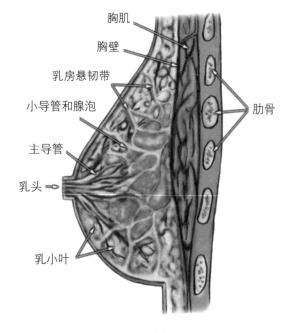

胸肌
胸壁
乳房悬韧带
小导管和腺泡
主导管
乳头
肋骨
乳小叶

图4-1　乳房解剖图

乳房悬韧带支撑乳房的重量和固定其位置，并维持乳房的坚挺和突出。当胸肌和皮肤老化衰弱，乳房就会下垂变形。

（4）**乳附属器**　乳房内的淋巴、血管、神经呈网状相通，互相吻合，以供给乳房营养。

3. 乳房的形态位置

受年龄及各种不同生理时期等因素的影响，乳房的形态和位置存在着个体差异。现代女性，对自身乳房也增加了认识，注重乳房美的重要性，注意维持乳房美的形态，保持乳房健康。

（1）**形态**　乳房的形态因种族、遗传、年龄、哺乳等因素而差异较大。亚洲成年女性的乳房一般呈半球型或圆锥型，两侧基本对称，妊娠期和哺乳期乳腺增生，乳房明显增大；停止哺乳以后，乳腺萎缩，乳房有一定程度的下垂、变小，或略呈扁平；老年女性的乳房常萎缩下垂。

（2）**乳头**　乳头位于乳房的中心。正常乳头呈筒状或圆锥状，两侧对称，颜色呈粉红色或棕色。乳头直径约为0.8~1.5cm，上有许多小窝，为输乳管开口。

（3）**乳晕**　乳晕介于乳头和乳房皮肤之间，呈环状。乳晕的直径约3~4cm，色泽各异，青春期呈粉红色，妊娠期、哺乳期色素沉着加深，呈深褐色。乳晕表面有许多点状小隆起，是深部乳晕腺开口部位，其深面为乳晕腺，它们可分泌脂性物质滋润乳头，起润滑和保护作用。

（4）**皮肤**　乳房的皮肤比较白皙，在腺体周围较厚，在乳头和乳晕等部位较薄，容易损伤。乳房性质柔韧而富有弹性。

（5）**位置**　乳房位于两侧胸大肌的前方，其位置与年龄、体型及乳房发育程度有关。青年女性乳头一般位于第4肋间或第5肋间水平，锁骨中线外1cm处。成年女性的乳房一般位于胸前第2至第6肋骨之间，两侧对称。内缘近胸骨旁，外缘达腋前线。乳房肥大时可达腋中线。中年女性乳头位于第6肋间水平，锁骨中线外1~2cm处。

4. 乳房的形态分类

女性乳房的大小、形态与前突程度因人而异，根据生理发育状况，分为成年未育女性乳房和已婚已育女性乳房两个阶段。

（1）**成年未育女性乳房常见5种形态**

① 幼稚型：乳腺基本未发育，可见微微隆起的轮廓或在乳晕及周围有发育形成的小乳房，乳头乳晕基本形态正常，胸围环差小于10cm。青年女性中小乳房约占10%。

② 圆盘型：乳房前突2~3cm，乳头在圆盘中央，乳体初步发育，胸围环差约12cm，属比较平坦的乳房。青年女性中，圆盘型乳房约占15%，多见于青春发育初期的女青年。

③ 半球型：乳房前突4~5cm，乳头位于中央部，乳体隆起明显，具备半球体特征，胸围环差约14cm，属比较美观的乳房。青年女性中，半球型乳房约占50%。

④ 圆锥型：乳房高度为5~6cm，隆起尖长。

⑤ 悬垂型：乳房纵轴长度等于或大于乳房基部直径，明显向外下倾斜，乳房下部皮肤最低点低于乳房下缘，有乳房下皱襞形成。乳沟宽而浅，皮肤较松弛，弹性较差。乳体有筒状感，美学特征不良。青年女性悬垂型乳房约占4%。

（2）已婚已育女性乳房常见形态

① 松垂型：乳房轻度萎缩，组织松软下垂，乳头指向外下方。

② 萎缩型：乳房重度萎缩，乳房中央部分乳腺组织部分存留，皮下脂肪少，乳头指向前方。

③ 肥大型：见于肥胖体型者，乳房体积进一步增加，组织松软并伴有下垂，呈面袋状。

④ 混合型：上述三种乳房均存在，表现为不对称型，如一侧肥大，另一侧松垂，或一侧萎缩，另一侧松垂。

5. 乳房与全身的比例关系

人们崇尚赞美丰满的乳房和胸部突出的线条，但乳房过于肥大则不仅破坏了乳房的审美观，也给人体的健康带来不便甚至危害。乳房的美首先表现为与全身整体均衡协调一致。达·芬奇说过，美感完全建立在各部分之间神圣的比例关系上。

（1）与身高的关系 过乳头胸围与身高存在一定比例关系，普通乳房比例为0.50~0.54。一般来说，普通乳房的过乳头胸围较身高的一半稍大一些。中国女性乳房胸围与身高之间关系大致如下：① < 0.50，乳房过小。② 0.50~0.54，普通型乳房。③ 0.54~0.56，丰满有魅力。④ > 0.56，乳房过大。

（2）与腰围的关系 过乳头胸围与通过脐部腰围、臀围之间的关系大致如下：

① 胸围：1。② 腰围：0.72~0.73。③ 臀围：1.1。一般认为，健康女性的臀围较过乳头胸围稍大一些，腰围越小越突现胸部和臀部，体现女性的形体曲线美。

（3）与肩宽的关系 女性乳房与肩部的形态和宽度有一定的关系，同样大小的乳房溜肩女性的乳房视觉上较实际感觉大，而耸肩女性的乳房较实际为小。肩宽与过乳头胸围的比例大致为0.4。

女性乳房的分级

女性乳房的挺拔程度有一个客观标准，这就是"环差"，环差指最高隆起点的胸围与乳下胸围之差。东方女性的胸围测量方法，公式计算：标准胸围=身高（cm）×0.53。国际通行的标准为7级，即：A级，10cm；B级，13cm；C级，15cm；D级，17cm；E级，19cm；F级，22cm；G级，25cm。调查表明，F、G级极为罕见。黄种人与白种人、黑种人和棕种人相比，环差比较小；环差较大者，乳房和胸部就显得挺拔。

6. 乳房健美的标准

　　乳房是女性特有的保持女性曲线美的器官。随着人类文明的进步和服饰的变化，女性乳房"美"的功能已逐渐被人们高度重视，成为女性美的必要条件。每一位女性都希望拥有一对丰满和富有弹性的乳房。古希腊艺术家雕刻的裸体女性和文艺复兴时期欧洲画家创作的美丽女神，都注意突出完美的乳房。

　　（1）乳房外形　形态丰满、高耸挺拔，呈半球型。

　　（2）乳房位置　两侧乳房等高、对称，位于第2～6肋间。

　　（3）乳房高度　乳房的轴线，即从基底面至乳头的高度大致为5～7cm。

　　（4）乳房性质　柔韧而富有弹性。

　　（5）乳房皮肤　红润有光泽，无皱褶，无凹陷。

　　（6）乳盘直径　乳房基底横径为10～12cm。

　　（7）乳头位置　位于第四肋间或稍下。

　　（8）乳头形态　乳头突出、挺拔、略向外翻。

　　（9）乳头间距　两乳头间的间隔一般在22～26cm之间。希腊人的美学标准是，女性两乳头与锁骨切迹成为一个等边三角形。

　　（10）乳头色泽　呈粉红色、润泽。

　　（11）乳晕　乳晕清晰，颜色红润，直径为2～4cm。

　　（12）乳房围度　身高在155～165cm者，通过乳头的胸围应大于82～86cm。

7. 乳房的生理功能

　　（1）哺乳　哺乳是乳房最基本的生理功能。乳房是哺乳动物所特有的哺育后代的器官，乳腺的发育、成熟，均是为哺乳活动作准备。产后，在大量激素的作用及小婴儿的吸吮刺激下，乳房排出乳汁，供婴儿成长发育之需。

　　（2）第二性征　乳房是女性第二性征的重要标志。一般来讲，乳房在月经初潮之前2～3年即已开始发育，也就是说在10岁左右就已经开始生长，是最早出现的第二性征，是女孩青春期开始的标志。拥有一对丰满、对称而外形漂亮的乳房也是女子健美的标志。不少女性因为对自己乳房各种各样的不满意而寻求做整形手术或佩戴假体，特别是那些由于乳腺癌手术而不得不切除掉患侧乳房者。这正是因为每一位女性都希望能够拥有完整而漂亮的乳房，以展示自己女性的魅力。因此，可以说，乳房是女性形体美的一个重要组成部分。

　　（3）参与性活动　乳房是女性除生殖器以外最敏感的器官。在性活动中触摸、爱抚、亲吻等刺激时，乳头勃起，乳房表面静脉充血，乳房胀满、增大等，使性兴奋感不断增强，直至达到高潮。因此，乳房在整个性活动中占有重要地位。

二、乳房评估

1. 乳房问题评估

（1）**乳房扁平**　是指胸部平坦或小乳房，无曲线特点，但尚有乳房轮廓，可触及乳腺组织，多发生于单侧者，左右不对称，可伴同侧胸大肌发育不良或缺如。乳房发育不良是造成乳房扁平的主要原因，如儿时由于慢性营养不良或是慢性消耗性疾病引起过分消瘦、发育期过度束胸、雌激素水平过低、缺乏体育锻炼等。

（2）**乳房巨大**　肥大的乳腺多呈下垂状或葫芦瓢形，其乳头多有下垂和移位巨乳，每个可达5000~6000g甚至数十千克可平脐。皮肤乳头改变：乳房表面皮肤静脉曲张，乳晕可有色素沉着，乳头增大可内陷。病因及发病机制尚不十分清楚，有人认为与雌激素过量分泌以及乳腺组织的靶细胞对雌激素刺激特别敏感而引起过度增生有关，也有专家认为可能和乳腺组织中某些未知的遗传因素，如基因异常有关等。沉重的乳房可使患者活动不便，站立时有下坠感，平卧时有胸闷气急压迫感。有关医学统计，过于肥大的乳房比普通大小的乳房患乳腺癌的风险也会增加。

（3）**乳房不对称**　乳房一边发育充分，一边较小。主要原因：常见于不良的生活习惯，如不良的睡姿；其次，不良的哺乳习惯也会造成乳房不对称。

（4）**乳头内陷**　乳头不能突出，内陷于乳晕中，束胸或穿过紧的内衣都可能造成乳头内陷。

（5）**乳房下垂及外扩**　乳房过大、失去悬韧带的支持或佩戴文胸不正确；或产后疏于保养造成；或年龄增长皮肉松弛造成；或突然失去体重，如快速减肥等都有可能会造成乳房松弛下垂。

（6）**乳房内可触及结节**　乳房有结节，首先应嘱咐顾客去医院做系统的体检，排除其他的乳腺疾病，乳腺结节不适合做按摩。

2. 乳房评估方法

（1）**视诊**

① 视诊方法：顾客取坐位或仰卧位，充分暴露胸部，必要时嘱顾客双手上举过头或双手叉腰，背部后伸，使乳房悬韧带拉紧。

② 视诊内容：a. 对称性。正常女性两侧乳房基本对称。一侧明显增大，可见于先天畸形、囊肿形成、炎症或肿瘤等。一侧明显缩小，则多因发育不全所致。b. 乳房皮肤。注意乳房皮肤的颜色，有无溃疡、色素沉着、瘢痕或局部回缩；皮肤发红、肿、热、痛提示局部炎症；癌性淋巴管炎皮肤呈深红色，不伴热痛；癌肿侵犯致乳房浅表淋巴管，局部皮肤外观呈"橘皮"样改变。c. 乳头。注意乳头的位置、大小、有无倒置或内陷、两侧是否对称；乳头出现分泌物提示乳腺导管有病变，分泌物为血性，最常见于良性乳头状瘤，亦

可见于乳癌；分泌物由清亮变为绿色或黄色，常见于慢性囊性乳腺炎等。d.腋窝和锁骨上窝。注意有无红肿、包块、溃疡、瘘管、瘢痕等。

（2）触诊

① 触诊方法：顾客取坐位，先双臂下垂，然后双手过头或双手叉腰进行评估；患者取仰卧位，可垫一小枕头抬高肩部，然后进行评估。先评估健侧乳房，后评估患侧。评估者手指和手掌平置于评估对象的乳房上，指腹轻施压力，由浅入深进行滑动触诊。

② 触诊内容：a. 硬度和弹性。硬度增加和弹性消失提示皮下组织被炎症或新生物所浸润。b. 压痛。炎症时乳房出现局部压痛，恶性病变较少出现压痛，月经期乳房亦较敏感。c. 包块。注意其部位、大小、质地、活动度、有无压痛及其程度，边缘是否清楚，外形是否规则，与周围组织有无粘连等。如果是良性肿瘤，表面质地光滑、实韧、有压痛，与周围组织边界清楚，活动度大，可推动。

怎么正确自我检查乳房？

在家自我检查乳房，一般选择固定的时间段，如每一次月经干净后5~7日内，可以选择在洗澡时裸露上身面对镜子自查或者裸露上半身仰卧于床自触诊，具体方法如下：

（1）站立检查　站在镜子前，双手垂下于身体两侧或双手上举过头或两手叉腰看乳房外观是否正常？乳头有无凹陷？皮肤有无皱缩、隆起等现象？采用地毯式检查整个乳房范围及检查锁骨及腋下淋巴结。并用大拇指、食指轻捏乳头，按压乳头下有无硬块，挤压有无分泌物流出。

（2）平躺检查　去枕平卧，左侧肩下垫一小枕，左手置于脑后，右手触摸左侧。以转圆圈的方式触摸，自查乳房是否有硬块，淋巴结肿大，从乳头向外横向转动，有无分泌物，检查延伸到腋下尤其重要。

自查时，如果短时内发现异常包块、淋巴结肿大、乳头挤出脓液或脓血等，建议及时到医院系统地检查。

3. 影响乳房健美的因素

① 影响乳房发育不良的原因多与青春期营养不良、缺乏体育锻炼、青春期内分泌紊乱或遗传等因素有关。

② 束胸。有些女性面对乳房的增大而感到羞涩，于是采用束胸或穿紧身内衣的办法来掩饰。这样做会限制乳房的增大，且易影响乳房正常发育，产生不良后果。据医学资料证实，长期束胸的人比不束胸的胸廓发育差，肺活量低。长期束胸还会导致发育不全，乳

头凹陷，影响乳房健美的外在形象；对于哺乳期女性，影响乳汁分泌，且易患乳腺炎，增加乳腺疾病的风险。

③ 不佩戴文胸或者不合适的文胸容易导致乳房下垂或外扩等。

④ 滥用含有雌激素保健品、护肤品，如长期使用丰乳保健品，以及更年期长期过量使用雌激素等，容易使体内外源性雌激素增多而致乳腺疾病。女性体内雌激素水平持续过高，乳腺、宫颈、卵巢等患癌的可能性就会增大。

⑤ 挑食、偏食、高脂肪或高能量饮食致脂肪过多、有饮酒和吸烟等不良生活习惯的人，由于饮食不健康、生活不规律而刺激乳房，改变体内雌激素的分泌，导致激素失去平衡引起乳房疾病。

⑥ 熬夜或长期久坐缺乏体育锻炼等不良生活习惯，可降低机体免疫力，进而影响乳房健康。

⑦ 女性压力过大；长期情绪不佳，如生闷气、焦虑、抑郁、脾气暴躁或强烈的精神刺激，容易引起肝气郁结影响乳房健康。

⑧ 初潮年龄过早或绝经年龄较晚。比如12岁以前就有月经初潮或者56～60岁以后还没有绝经的女性，其体内雌激素相对较高，过多的雌激素容易引起乳腺疾患。

⑨ 人工流产次数多、高龄未婚、未育、未哺乳或哺乳少，这些因素均可影响女性正常的内环境，造成内分泌紊乱而增加乳腺疾病的风险。

⑩ 长期月经不调、过度肥胖、内分泌失调或妇科疾病等病困扰也容易诱发乳腺疾病。

知识拓展

情志会对乳房产生哪些影响

情志，即七情和五志。七情是指喜、怒、忧、思、悲、恐、惊七种情绪，五志则是七情与五脏一一对应的喜、怒、思、悲、恐五种情绪。人之七情，与生俱来，是人体对客观外界事物刺激在情志方面的正常反应，没有这些情志活动，人体就无法适应千变万化的社会生活。七情当发即发，不但不会伤人，还可使人阴阳气血调和，有益于身心健康和疾病恢复。若长期的或强烈的精神刺激超过了人体生理活动所能调节的范围，可导致体内的气血、经络、脏腑功能失调，继而引发乳房疾病。在现代社会中，女性同男性一样，肩负着社会重担，同时还有家庭的责任，所要承担的担子不轻，加之每月月经来潮，情绪更易波动。中医认为，过分的情绪波动多先伤气，最易伤肝，异常的情绪活动会使肝气郁结，导致疏泄失常，从而引发乳房疾病。

三、 常见美胸方法

拥有健美的胸部是每一位爱美女性梦寐以求的。胸部健美包括：胸肌的发达和乳房的丰满。胸肌发达与否主要与平时的锻炼有关，锻炼可以使胸部更加挺拔；而乳房的丰满与否，除了与遗传因素有关外，还跟保持正确的姿势和体态、养成良好的生活习惯、经常进行胸部和乳房按摩、合理运用丰胸产品及日常膳食营养密切相关。因此女性选择丰胸的方式和方法也是多样性的。

1. 运动

通过体育锻炼不仅可以丰胸还可以达到健胸效果。少女在乳房发育期应特别注意加强运动，促使胸肌发达。如果少女胸廓发育不良，就直接影响乳房健美。少女胸廓发育良好，就能为塑造健美乳房奠定基础。成年女性坚持做胸部运动可以健胸美胸，达到避免乳房松弛、下垂的作用。但是，进行体育锻炼运动时，要注意佩戴胸罩。

（1）锻炼胸肌　俯卧撑、单杠引体向上、双杠双臂屈伸、举哑铃动作、健美操、瑜伽、跑步、球类运动等均能使乳房胸大肌发达，促使乳房变得更丰满。游泳可以使乳房韧性和弹性增强，乳房结实、坚挺、饱满、圆润与健美。

（2）扩胸运动　两臂或肘臂平展，尽力向后扩张；两臂上举，掌心向前，用力向后运动。上述动作可运动胸部肌肉，促进胸部血液流通和新陈代谢，让胸部更加紧实富有弹性。

2. 补充营养

乳房的大小取决于乳腺组织和脂肪的数量，乳房内乳腺组织占乳房体积的1/3，脂肪组织占2/3。因此，适当地增加胸部脂肪，是促进胸部健美的有效方法。同时想要拥有丰满的乳房，不仅应该从均衡饮食着手，还要食用蛋白质含量丰富的食物，以促进乳房发育。摄入富含多种维生素、矿物质的食物来刺激雌激素的分泌。在医生指导下，也可适当补充丰胸中药。多饮水可对滋润、丰满乳房起到直接作用。

（1）总能量的摄入　保证总能量的摄入。总能量摄入以体重为基础，使体重达到或略高于理想范围。

（2）蛋白质　蛋白质是构成人体的成分，也是构成人体的重要生理活性物质，尤其是激素的主要成分，也是乳房发育不可缺少的重要营养物质。如瘦肉、鱼、蛋、牛奶、大豆等含有丰富的蛋白质。

（3）胶原蛋白　胶原蛋白对于防止乳房下垂有很好的营养保健作用。因为乳房依靠结缔组织外挂在胸壁，而结缔组织的主要成分就是胶原蛋白。可适当食用肉皮、猪蹄、牛蹄、牛蹄筋、鸡翅等补充胶原蛋白。

（4）维生素　各种维生素，如维生素E、B族维生素、维生素C、维生素A等，都有刺激雌激素分泌、促进乳房发育的作用。

（5）矿物质　是维持人体正常生理活动的重要物质，有些物质还参与激素的合成和分泌。

（6）丰胸药膳　使用具有补益气血、健脾益肾及疏肝解郁功效的中药，如人参、当归、黄芪、枸杞、红枣、桂圆、山药、陈皮、山楂、玫瑰花等。

女生什么时间补充营养，丰胸效果最佳？

乳房组织受激素影响，随着月经来潮呈周期性变化。在月经周期的前半期，受促卵泡激素的影响，卵泡逐渐成熟，雌激素水平逐渐增高，乳腺出现增殖样变化。排卵以后，孕激素水平升高，催乳素也增加。月经来潮前3~4天体内雌激素水平明显增高，乳腺组织活跃增生，腺泡形成，乳房明显增大、发胀。月经来潮后雌激素和孕激素水平迅速降低，乳腺开始复原，乳房变小变软。数日后，随着下次月经期的开始，乳腺又进入了增殖期变化。月经周期的前半期和排卵期，在均衡饮食基础上摄入高热量的营养物质，可以使脂肪较快囤积于胸部，促进丰胸。

3. 使用美胸产品

随着社会的进步，物质生活水平的提高，女性在对乳房美追求观念上也有了变化。丰胸产品的种类也十分繁多，总体上可以分为化学产品和天然植物提取的丰胸精华两类。有内服和外用两种。选择丰胸产品一定要谨慎，应在专业医生的指导下进行，合格丰胸产品须符合以下几个标准。

（1）结合乳房生理构造特点　乳房构造复杂，平、小、垂、萎缩的原因各不相同。丰胸应该针对性解决经络气血瘀堵、激素水平低或发育所需营养不足等问题。

（2）有国家卫健委批准特殊用途化妆品许可证书　国家卫健委规定丰胸用途的外用产品必须获得"卫妆特"（即特殊用途化妆品）批文。

（3）有完善细致的售后服务　购买使用丰胸产品时，消费者有必要向厂方、销售方寻求指导和品质保证。

4. 按摩

结合丰胸按摩介质，运用各种推拿手法、穴位按摩，刺激经络、疏通气血，提高代谢能力，加快血液循环，将营养运送至乳房，同时能使局部肌肉丰满且富有弹性。按摩乳房能使交感神经和副交感神经活跃，促进乳腺的发育，乳房就会丰隆挺拔，保持优美曲线。按摩乳房丰胸是目前较为安全可靠的丰胸方式，效果明显，无副作用、无反弹，需要循序渐进地接受按摩才能达到较好的效果。

5. 隆胸术

如果以上方法效果不明显或无效时，可以找正规专业的整形美容医院做隆胸术。乳房美容整形术是应用现代外科技术，结合"艺术雕琢"，对形态、大小及位置等不理想的乳房进行美容整形，可以为乳房缺失者重建乳房，使之具有正常外观和形态，常见隆胸术有以下几种方式。

（1）假体丰胸　主要是指硅胶或膨体植入，这两种假体具有较好的组织相容性，所形成的新乳房手感柔软、自然。根据求美者的要求，假体隆胸手术切口可以选择在乳房下皱襞、乳晕或腋下，把假体放置在乳腺组织和胸肌组织之间的位置，或植入胸肌组织以下的位置，确保乳房的固位，保持良好的形态和手感。

（2）自体脂肪丰胸　是利用其自身脂肪为材料移植到胸部，从而达到丰胸效果，兼容性非常好且没有排异现象，但是身材瘦小的人不适用。

总之，要慎重地选择适合自己的丰胸方式和方法，千万不要盲目选择。

项目任务

一、任务说明

乳房形态关系到女性的形体美，加上乳房的结构特点，使乳房护理的需求更加凸显。因为个体的差异对护理的需求也不相同，所以在护理时要根据顾客身体状况，选择合适的按摩技法或结合仪器设备等进行护理，以达到更完美的胸型。

1. 乳房按摩的作用

① 按摩乳房，可以加强局部韧带的韧性和使胸部皮肤更加有弹性，维持乳房良好的形态。

② 按摩可以促进乳房的血液及淋巴循环，有利于乳房组织的新陈代谢，达到活血化瘀、预防乳腺疾病的发生与发展的目的。

③ 增强乳腺组织活性，保持乳房的丰满程度。按摩手臂、背部、腋下以及腹部的脂肪游离于胸部，对游离的脂肪进行控制和改善，达到消除副乳，改善乳房外扩、下垂的目的，进而实现丰胸效果。

④ 对产妇进行乳房按摩，可以改善乳房局部的血液循环状态，并能对乳头和乳晕产生正性刺激，从而使神经冲动进入垂体前叶，使催乳素得以释放，利于乳房的生长与二次

发育，以实现良好的泌乳功能。在产后早期对乳房和背部进行按摩，将能越早启动反射性泌乳，使乳腺处于放松状态，保证乳腺管的通畅，从而使乳汁得以正常排出体外，以达到减轻乳房肿胀的目的，能降低乳腺炎发生率。在产后早期，通过乳房按摩还可以促进子宫收缩有助于恶露排出。

⑤ 全身70%的血液流经胸部，通过手法按摩疏通可以有效加速胸部的气血循环，从而带动全身的气血循环，调节心率，增强肺活量，调节心肺功能。

知识
拓展

美胸按摩原理

　　从解剖学角度看，胸腔内重要的脏腑是心脏和肺。从中医经络学角度看，人体14条非常重要的经络，其中有9条经络（任脉、肾经、肝经、脾经、胃经、心经、心包经、肺经、胆经）经过胸部，每一条经络都对应着相应的脏腑（心、肝脾、肺、肾），人体70%的血液流向胸部。而在背部，脊髓是人体的中枢神经，统管着相属的脏腑（心、肝、脾、肺、肾）；背部的华佗夹脊穴从属于督脉和足太阳膀胱经，与脏腑密切相关，是体内脏腑与背部体表相连通点，所以背部和胸部有着密切的关系。按摩乳房和按摩背部具有调理脏腑、调节人体气血阴阳平和、通经活络、活血化瘀的作用，达到健胸、美胸的目的，从而预防乳腺疾病的发生。从现代医学来说，按摩乳房可促进局部血液循环及淋巴循环，有利于乳房组织的新陈代谢，增加乳房韧带的韧性和皮肤的弹性，使乳房形态变得更加丰满。

2. 乳房按摩适应范围

① 有不适症状的人。如胸胁胀满、经前乳房胀痛、乳腺增生、情志不畅（脾气暴躁易怒、喜叹息）、压力过大、经常加班熬夜的女性。

② 对胸型不满意及有乳房保养观念的人。如乳房发育过小，乳房松弛下垂、外扩，乳房副乳明显；无任何症状，有乳房保养观念者。

③ 产后早期初产妇乳房没有出奶水或者产妇乳汁过少者，乳房胀痛明显均可按摩。

二、　**任务实施**

1. 乳房按摩操作前准备工作

乳房按摩操作前准备工作，见表4-1。

表4-1 乳房按摩操作前准备工作

序列	准备工作	工作内容	备注
1	设备准备	美容护理仪器,检查设备电源是否完好	认真、仔细
2	用具、用品准备	护理床单元(护理床、护理车、护理椅),毛巾3~4条、床单或浴巾2条、依情况准备被子1床;浴帽1个、浴巾1~2条、美容袍1件、拖鞋,护理产品、消毒用具1套等	认真、仔细
3	环境准备	安排独立单人间,保证安静、绝对隐私;设置合适的温度、湿度、音乐、灯光等	舒适、关爱
4	顾客准备	引领顾客进入护理间,为顾客介绍美容产品、仪器设备、环境,妥善保管贵重物品,并根据顾客情况,对顾客进行护理指导	态度温柔,语言柔和,人文关怀,
5	美容师准备	着工作服、束发不过肩、白色软底鞋、化淡妆、修甲、洗手、去首饰,保持良好的仪容仪表;75%酒精棉球消毒双手并保持温暖、戴口罩	整洁、得体、美观、规范

2. 操作要点

(1)**项目产品及护理剂量** 调和按摩油,单次量20~25mL。

(2)**操作部位** 背部、胸部、腹部、腰部、手臂。

(3)**主要经络与腧穴**

① 循行经过胸部主要经络:任脉、足少阴肾经、足厥阴肝经、足太阴脾经、足阳明胃经、手少阴心经、手厥阴心包经、手太阴肺经、足少阳胆经。

② 膻中:胸部,横平第4肋间隙,前正中线上,归属任脉。

③ 紫宫:胸部,横平第2肋间隙,前正中线上,归属任脉。

④ 乳根:第5肋间隙,前正中线旁开4寸,归属足阳明胃经。

⑤ 灵墟:第3肋间隙,前正中线旁开2寸,归属足少阴肾经。

⑥ 步廊:第5肋间隙,前正中线旁开2寸,归属足少阴肾经。

⑦ 屋翳:第2肋间隙,前正中线旁开4寸,归属足阳明胃经。

⑧ 天溪:第4肋间隙,前正中线旁开6寸,归属足少阴脾经。

3. 乳房按摩操作步骤及要求

为达到健胸美胸更好的护理效果,在进行乳房按摩调理的同时,对背部也实施按摩调理。背部按摩手法同项目二任务三背部按摩技术,侧重点按摩上焦和中焦;乳房按摩操作步骤及要求具体见表4-2。

表4-2　乳房按摩步骤及要求

序列	操作步骤	操作要求	备注
第一部分：整体按摩			
1	涂抹按摩油	① 依顾客身体情况用热毛巾热敷5~10分钟 ② 双手同时由胸骨体自上而下、向外围绕乳房滑圈，按抚上按摩油 ③ 双手贴于皮肤单侧围绕乳房打圈按抚，先左后右	顾客仰卧位，毛巾温度不宜过高、热敷时间不宜过长
2	按摩三线	① 按抚三段：平掌呈扇形按抚三段，即双侧乳房所在平面、双侧乳盘下缘至肚脐、肚脐至耻骨上缘，由上至下 ② 点按三条线：双手大拇指点按肋骨缝，由乳房向锁骨水平方向分三条线，每条线分三点按压，由里至外 ③ 滑拉三条线：双手大拇指滑肋骨缝，由乳房向锁骨水平方向分三条线滑拉骨缝，由里至外	手法服帖、连贯，乳房组织丰富的地方施力稍轻；点按时要遵循轻—重—轻原则
3	弹拨乳房	① 上弹指式，弹拨乳房 ② 下弹指式，弹拨乳房	服帖
第二部分：单侧按摩，先按摩左侧，后按摩右侧			
4	按抚乳房	双手"打太极"式按抚乳房	手法服帖、连贯，施力均匀
5	疏通乳盘	一只手固定乳房，另一只手四指沿乳盘以螺旋打圈的方式疏通乳盘	手法服帖、力度稍轻
6	疏通乳腺	① 双手交替掌轻推乳房外侧乳腺 ② 一只手固定乳房，另一只手拇指或"美容指"轻推乳腺管	手法服帖、力度稍轻
7	点按穴位	① 开穴：膻中、紫宫、步廊、灵墟、乳根、屋翳、天溪 ② 点按乳房：手指呈屈曲状，指腹轻轻点按乳房，由外至内	点按时要遵循轻—重—轻原则，不可用暴力
8	揉捏乳房	双手交替揉捏乳房	服帖、连贯，施力轻
9	推赶脂肪	双手交替推赶腰背脂肪至胸部	服帖、连贯，施力均匀
10	塑形乳房	① 虎口打开，手呈"V"式塑形乳房 ② 以"转、定、颤、提"方法塑胸型	服帖、连贯，施力沉稳
11	淋巴排毒	双手拇指由腋下经手臂内侧向外排毒，从中指尖推出	手法连贯、施力均匀
12	同法按摩右侧	以上步骤同法按摩另一侧	

序列	操作步骤	操作要求	备注
13	仪器塑形	手法按摩乳房后，选择仪器塑形模式加强塑造胸型，以达到更有效的塑形效果，时长10～15分钟	力度循序渐进增强，以顾客能接受为宜
14	敷膜	依顾客身体情况可以热膜敷乳房15～30分钟或者敷保湿胸膜贴	热膜温度不宜过高，以温热为宜；敷膜避开乳头、乳晕

4. 操作注意事项

① 操作前了解禁忌证，如有乳房疾病者（乳腺炎、乳腺结节、乳腺囊肿、乳腺癌等）；患有内外科急重症、严重高血压、心脏病、癫痫病；经期、孕期；胸部患皮肤疾病者等。

② 操作中避免触碰顾客头面部及乳头；乳房按摩施力不宜过大，切忌用爆发力；操作环境保持安静并注意保护顾客隐私。

③ 实施按摩过程中，还应注意与顾客之间的沟通，消除其戒备心理和紧张情绪；并嘱其日常保持愉快心情，加强体育锻炼以及合理饮食，这样对增强调理效果、缩短疗程具有一定意义。

④ 按摩后4-6小时内禁止洗澡。

⑤ 做美胸按摩后，建议顾客禁食生冷、辛辣等刺激性食物，多喝温开水，注意保暖等。

三、　疗程设计

1. 美容院护理

一个疗程10次，可以根据顾客身体状况设计疗程数量，前期（也称调理期）3次隔3天做一次；中期（称巩固期）1个星期做一次，一般按摩周期相对于前期和后期要多，具体以顾客身体状况而定；后期（称保养期）15天做一次。

2. 家居护理

① 顾客自行按摩：每天可以自行搓热膻中穴3～5分钟，早晚各1次。

② 保持愉快的心情：良好的心情才能保持激素的正常分泌，保持身体健康。

③ 合理健康的饮食：避免食过于辛辣刺激性食物，应清淡饮食。

④ 形成规律的生活习惯：养成早睡早起、作息规律及适当运动的习惯。

⑤ 保持良好的形态：如不要含胸驼背，应挺胸、抬头、收腹、直膝，充分展现女性的曲线美。

乳房与"气""血"的关系

气是维持人体生理功能的物质基础，同样乳房正常生理功能的完成离不开气。气是一种动力，可生发、气化、营养、推动、输布，维持了人体的正常生理功能。当肾气盛，则乳房就会发育、成熟，功能健全；胃气盛，则体格健壮，产后乳汁多而浓厚。气有温煦、固摄、防御的功能，脏腑中肺主气，肾纳气，肺气主升，胃气主降，肝气疏达，心气鼓动，共同完成人体正常的新陈代谢。气机失调就会产生各种乳房疾病。

（1）气虚　是指人体内正气的亏损虚弱。如先天肾气不足，可出现先天性乳房发育不良，加上后天脾气不足，乳房就会失去濡养；胃气虚，受纳不足，脾气无力运化，气血化生无源，可出现乳汁不足、清稀，乳房松弛不收；脾气虚，乳汁无权收涩，会出现乳泣；气虚脾失健运，若恣食甘厚之品，蕴热于阳明，可产生乳痈、乳发等症。

（2）气滞　气不行则滞。肺气不宜可为"滞"，表现为腑气不通、大便不畅，在乳房疾病中宣肺通便是治疗的一个重要环节，肝脾气滞，可致痰凝血瘀结于乳络，产生乳癖；产后忧郁、肝气郁结，易发乳痈。

（3）气郁化火　气不行则滞而不通，气属阳，有温煦机体的功能。气聚不散时久则可化热，热极生火临床可见热迫血外溢而致乳衄，外伤后气滞血瘀、瘀久化热成乳痈，肝气郁结、化火结毒而成乳岩等。

中医学认为，"血"是构成人体和维持人体生命活动的基本物质，血液的生成来源于脾胃化生的水谷精微、营气、津液等。血在脉中周流不息，灌注五脏六腑、四肢百骸，濡养滋润着人体。乳房同样离不开血液的滋养。人体有九条经络（任脉、足少阴肾经、足厥阴肝经、足太阴脾经、足阳明胃经、手少阴心经、手厥阴心包经、手太阴肺经、足少阳胆经）经过胸部，与乳房关系紧密。而足阳明胃经是多气多血之经，因此，乳房与血的关系十分密切。血得温则行，得寒则凝，得热则妄行，溢于脉外则为瘀，血的病理性变化必然也会引起乳房疾病的产生及发展变化。

（1）血虚（贫血）　血虚对乳房产生的影响主要表现为乳房发育不良，产后乳汁不足、稀少等。

（2）血热　中医认为，热毒火毒侵入人体，进入营分、血分，或肝郁化火，火热灼伤脉络，迫血妄行，在乳房可出现乳衄、乳痈、乳岩等疾病。

（3）瘀血　瘀血是指体内血液停积而形成的病理性产物，包括体内淤积的离经之血，以及因血液运行不畅，停滞于经脉或脏腑组织内的血液。凡能影响血液的正常运行，引起血液运行不畅，或致血离经脉而淤积的内外因素，均可导致瘀血的形成，主要包括出血、气滞、气虚、血寒、血热五种因素。

思考题

1. 简述乳房的内部结构及其特点。
2. 乳房健美的标准有哪些?
3. 如何正确地进行乳房评估?
4. 影响乳房健美的因素有哪些?
5. 常见美胸方法主要有哪些?
6. 简述美胸按摩的作用及原理。
7. 乳房按摩的适应范围有哪些?
8. 美胸按摩的操作程序及要求是什么?
9. 简述乳房按摩的注意事项。

▶ 自测题 ◀

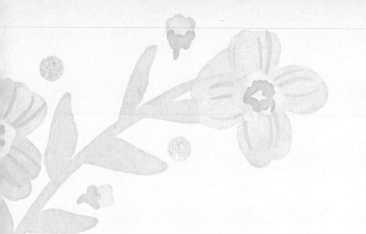

| 项目五 | 臀部护理

项目描述

　　本项目主要介绍臀部解剖特点，臀部的5大类型，臀部健美标准，臀部评估及美臀方法，臀部按摩的作用及适应范围，臀部按摩实施及注意事项、疗程设计。学生通过本项目的学习，具备正确分析臀部的能力，能熟练完成臀部护理操作等。

素质目标

关心顾客、耐心服务、规范操作，具有良好的美容师职业素养。

知识目标

1. 了解臀部解剖与臀部的特点。
2. 熟悉臀部的5大类型及美臀方法，臀部按摩的适应范围，臀部护理实施流程。
3. 掌握臀部健美标准、臀部按摩的作用及原理。

能力目标

1. 能正确评估顾客臀部所存在的问题，分析其成因及对身体健康的影响，并设计科学的护理方案。
2. 能熟练掌握臀部按摩步骤及要求。

导入情境

夏某，女，46岁。自述：公司高管。个子比较高挑，但是对自己身材不是特别满意，有自卑感；近半年生理期不规律，经量少、色暗。查体：身材微胖、臀部扁平下垂，触摸腰部和八髎区皮肤有些冰凉。通过美容院两个疗程臀部护理后，其臀部变得饱满，身材显现凹凸有致，夏某变得很自信，散发着女人的魅力。

工作任务：

1. 请你分析夏某臀部属于哪种类型。
2. 请分析影响夏某身体健康问题形成的原因。
3. 王某可以做什么护理项目？有何作用？

项目知识

一、臀部概述

1. 臀部的解剖

臀部连接着腿部和躯干，骨架是两个髋骨和骶骨组成的骨盆，外附肥厚宽大的臀大肌、臀中肌和臀小肌及体积较小的梨状肌（见图5-1）。臀形态后倾，上缘为髂嵴，下界为臀沟。女性臀部丰满，脂肪多，两髂后上棘交角为90°；男性臀部小，呈正方形，棱角突出，臀窝明显，两髂后上棘交角为60°。臀部肌肉有丰富的供血，主要是由毛细血管构成的微循环通道。臀部皮肤较厚，富有皮脂腺和汗腺，浅筋膜较发达，有许多纤维束连接皮肤与深筋膜，其间充满较厚的皮下脂肪，后下部厚而致密，形成脂肪垫，承受坐位时的压力。

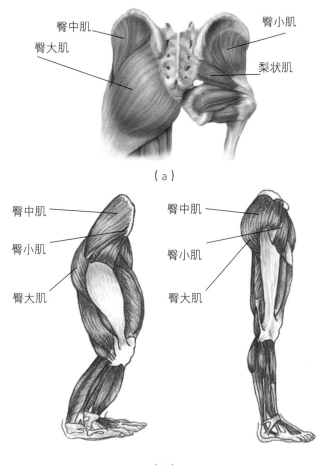

（a）

（b）

图5-1　臀部肌肉

2. 臀部的特点

现代女性对身材的要求越来越高，对身材管理越来越严格。过去只追求身材瘦，就是好身材。而现在，对于大部分女性来说，身材不仅要显瘦，而且要有曲线感，凸显完美的翘臀。从女性的形体美来看，臀与胸、腰共同形成了身体柔美曲线。健美的胸部和浑圆上翘的美臀上下呼应，通过纤细的腰部流畅相连，组成一幅美妙动感的女性体态。丰满臀部可以使一个女性更具魅力，更能引起人们对美的向往和震撼。如果女性拥有翘臀，那么身材曲线就会变得更凸显，突出女性曲线的柔美。

3. 臀部的5大类型

女生常见的5种臀形：长方形、V形、A形、O形、倒心形，见图5-2。

（1）**长方形**　又称H形，主要是髋骨较高或者骨盆宽，再加上腰部两侧的脂肪过多，从视觉上看臀部比较扁平，臀部类似H形。H形臀形成主要原因是臀中肌薄弱，导致很多脂肪和肌肉依附在臀部并向外扩张，逐渐形成方形。整形医生反映，这是抱怨率高的臀形。

（2）**V形**　这种臀形会出现臀部下垂的情况，也就是臀部上面比较圆润，而臀中下部略显下垂。拥有这种臀形的女孩，雌激素都普遍偏低。女性随着年龄的增长，平时缺乏体育锻炼以及长期久坐的习惯，臀部就会逐渐下垂，引起V形臀，也叫下垂臀。

（3）**A形**　A形臀又称蜜桃臀（心形臀），是大部分女生向往的，蜜桃臀是属于好身材之一，平时要经常锻炼，才能保持好该臀形，否则随着年龄的增长，身体逐渐衰老，蜜桃臀就会下塌变成下垂臀。

（4）**O形**　O形臀，整个臀部脂肪分布均衡，看起来会比较圆润，也是好臀形的一种，但是随着年龄的提高，或者臀部脂肪堆积过多，O形臀很容易形成"妈妈臀"。想避免O形臀变形，那么就要锻炼臀部两侧肌肉，也就是臀中肌。随着臀中肌强壮起来，才能让臀形变得更饱满。

（5）**倒心形**　倒心形臀部就是蜜桃臀（心形臀）的一种，通常被认为是漂亮、理想的臀形，是很多女生的追求。其特点是腰细、臀部丰满，腰与臀的比例接近理想的0.7。

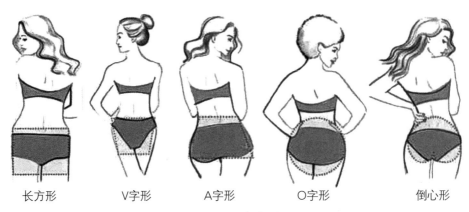

| 长方形 | V字形 | A字形 | O字形 | 倒心形 |

图5-2　臀部类型

4. 臀部健美标准

臀部的健美标准具体从以下方面综合评定。

① 臀部略上翘，"前凸后翘"是评定美臀的重要条件。

② 整个臀部的大小要均衡，必须与身体比例配合，不是以大为美，太小当然也不合格。研究表明，腰部、骶部、大腿外侧、大腿后侧、大腿内侧、背部对臀部的外形都有不同程度的影响，导致臀部外形不佳。从女性的形体美来看，臀与胸、腰共同形成了身体柔美曲线，三者比例为：胸围：腰围：臀围＝（身高×0.51）：（身高×0.34）：（身高×0.542）。健美的胸部和浑圆上翘的美臀上下呼应，通过纤细的腰部流畅相连，组成了一幅美妙动感的女性体态。

③ 臀部必须紧实浑圆，走起路来不可晃动得太厉害。

④ 臀部皮肤白皙、细腻、有弹性，皮下脂肪适中。

二、　臀部评估

1. 臀部问题评估

（1）**常见损美性臀形**　臀部美是女性身材美的重要组成部分，臀部过宽、过窄、过大、过小均会影响女性整体的曲线美。东方女性损美性臀部的外形特点常见以下几种类型，见图5-3。

① 马裤形：臀部周围的脂肪向大转子部位堆积，有"马裤变形"之称。

② 腰桶形：臀部的脂肪在腰部分布很多，使腰和臀的曲线变小、变直，成桶状。

③ 后伸形：臀部脂肪在臀裂两端，臀部向后伸展。

④ 下垂形：一般臀部扁宽，腰身脂肪松软下垂，该臀形影响身材"S"形的曲线美。

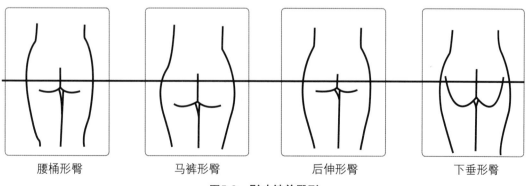

| 腰桶形臀 | 马裤形臀 | 后伸形臀 | 下垂形臀 |

图5-3　影响健美臀形

（2）常见臀部亚健康问题

① 臀部皮肤颜色改变。a.臀缝黑：对于女性来说，一般反应有宫寒、月经排泄不畅。b.坐茧发黑：除与长期久坐有关外，如果有该现象一般反应是身体性激素水平下降。c.腰部发暗和横纹（除妊娠妇女、肥胖者外）：是肾虚的表现。如肾阳虚，对于女性来说，表现为月经不调，月经血常常表现为黑而且带血块，腰酸背痛；肾阴虚的话，就是口干舌燥，爱"上火"。

② 臀部皮肤冰凉：是宫寒体寒的表现，多见于寒性体质，或久坐缺乏体育锻炼的人。如果臀部寒证长期不注意，不给予改善调理可能会引起痛经、宫寒，甚至影响生殖系统健康，容易发生妇科疾病。

③ 臀部其他问题：除以上问题，臀部还常见各种影响身体健康的问题。如臀部凹陷明显，不仅影响形体曲线美，而且可能与卵巢萎缩功能下降有关，如感觉身体有不适应及时到医院检查。在臀部两侧酸痛明显者，反映身体经络不通、气血不畅，身体有寒，注意保暖、避免久坐，适当运动，预防痛经、宫寒等症状。如果在八髎区或臀部两侧或臀横纹处长有痤疮，则代表身体湿气、湿热过重或者长期穿紧身裤及个人卫生清洁不到位，严重者提示患有妇科炎症。

2. 影响臀部健美的因素

① 不良的生活习惯，如久坐、缺乏运动、跷二郎腿等影响下肢循环，容易引起臀部下垂。

② 贪凉。如喜欢吃冰冻的食物或者经常穿着低腰裤，腰臀部不注意保暖及久居空调房，冷气侵入身体，久而久之，大伤阳气，体质变寒。

③ 现代女性生活和工作压力大，如经常熬夜等影响身体健康代谢。

④ 女性生育后没有得到良好的护理与保养，臀部松弛下垂，甚至引发妇科疾病。

不良习惯对臀部健美的影响

影响臀部健美的因素有很多。臀部下垂，受地球引力的影响以及随着年龄的增长，臀部下垂速度加快。女性怀孕生育过程，臀部髋关节改变，骨盆变大，臀部也比生育前变得扁平、下垂。不良的生活习惯，如久坐、跷二郎腿使得臀部下垂或两边不对称。梨形臀，臀部气血循环差，臀部气血不充盈导致臀大肌萎缩。

爱美之心人皆有之，很多女性朋友喜欢穿露脐露腰的衣服，显露出纤细腰部凸显自己身材美，但是忽略了个人的健康，过度贪凉会增加身体寒证。再如久坐、缺乏体育锻炼或跷二郎腿使得臀部和下肢循环慢，容易形成血瘀。

三、 美臀方法

臀部能够直接体现一个人的身材曲线，如果女性拥有翘臀，那么身材曲线就会变得更凸显。完美的翘臀会让身材看起来更好，并且随着臀线的提高，双腿也会显得更长。完美的身材曲线，再加上修长的双腿，实现完美身材。拥有健美的臀部是所有女性的追求，改善臀部健美的方法，常见以下几个方面。

1. 膳食调理

臀部要保持圆滑、丰泽、富有弹性而且上翘，体现曲线柔和流畅，日常饮食要均衡，食用蛋白质含量丰富的食物，补充多种维生素、矿物质、微量元素、纤维素的食物，减去臀部赘肉，防止臀部下垂。多饮水可以清除代谢废物，防止肿胀，对于保持健美臀部起到直接作用。

（1）豆类 豆类富含植物性蛋白质，可增加身体的免疫力，减少体内脂肪含量；含有丰富的膳食纤维，促进排便。多吃豆类食品，有助于减去臀部赘肉。豆腐能防止臀部下垂。

（2）鱼 鱼类不仅能量比肉类低，还含有更丰富的蛋白质、矿物质与DHA，可以促进新陈代谢与体内脂肪的消耗，降低臀部长出赘肉的概率。

（3）海鲜 海鲜营养丰富，含有多种维生素、矿物质和微量元素，且能量远比家禽肉类低，且多吃能增强体质，降低体内脂肪水平，消除臀部肥肉。

（4）红薯 红薯含有丰富的纤维素，可以促进胃肠蠕动，促使体内废物排出，能塑造健美有型的臀部肌肉。其他富含纤维素的食物还有南瓜、芋头、笋干、辣椒、菜花、菠菜、白菜、油菜、莴笋、大枣、苹果。

（5）魔芋 魔芋能吸收人体内大量的水分，能量很低，还含有可溶性膳食纤维，使人吃后有饱腹感，从而减少摄入食物的数量和能量，有很好的消脂作用。

（6）香蕉 香蕉含有较多的钾，可促进细胞新陈代谢，顺利排泄毒素与废物，避免水分和废物在下半身堆积，造成臀部臃肿。其他含钾的食物还有柑橘、橙、山楂、桃子、油菜、海带、韭菜、番茄、蘑菇、菠菜、榨菜、糙米、西蓝花、豆类等。

（7）水 水可以清除代谢废物，防止肿胀。为了让臀部看起来更紧实，女性每天最好喝一升以上的白水，不要用其他饮料代替。

（8）药膳综合调理 对于身体寒湿、湿热较重的体质，建议在医生指导下，配合药膳综合调理效果更明显。

2. 运动美臀

有些人天生臀部就有优势，但由于不良的生活习惯导致臀部变形影响形体美，所以改正不良的生活习惯，并加强对臀部的锻炼，才能维持着完美臀形。通过臀部健美锻炼，可以减少臀部脂肪堆积，使臀部肌肉收紧而富有弹性，不仅会有效地纠正臀部过宽、过窄或过大、过小的缺点，而且还会使臀位上提，并保持骨盆处于良好位置，这对健美与健康都会发挥积极作用。

经常运动能有效利于臀部的健美，对于久坐人群尤为适合，运动过程中能很好地改善下半身的血液循环，并且还能增强臀部肌肉的韧性，其中高抬腿、爬楼梯、踮脚尖走路等方法都是不错的选择。

（1）深蹲　在做深蹲时，特别是无负重的情况下，最好是尽可能保持背部挺直，这将会最大程度保证臀部的活化。同时下蹲时双腿应该比肩宽一些，尽量让自己的脊柱保持垂直。为了确保膝盖不至于塌陷，并且保持背部不至于蜷起来，可以把手掌放在胸前，下蹲时肘部向腿部张开。训练一段时间觉得已经很容易的时候，就可以试着改变练习方法，通过在胸前增加一个重物或者一条腿来进行深蹲来逐渐增加难度，这样会很快地达到美臀效果。

（2）蹲马步　蹲马步是练习武术最基本的桩步，这种方式却是我们用来在大腿和臀部增加力量和塑形的好方法。先从站直开始，打开双腿到正常姿势，大约比肩宽两边宽一点，然后下蹲，就好比坐在椅子上一样即可。其次大腿应该保持与地面平行。这时身体会有灼烧感，但是必须保持专注，不要放弃。尽可能长时间地保持姿势。基于锻炼来说，初学者的目标应该在15～30秒，同时随着时间的推移而逐渐增加。

（3）递升运动　这种方式是一种比较好的动态运动，可以真正地激活臀部，同时还能让我们的心血管得到良好的锻炼。只需要一个比膝盖稍微高一点的平台即可，能达到大腿中部的高度最好。可以先从一个较低的物体开始练习，比如可以选择椅子。方式是用一只脚踏上椅子，然后用踏上的脚借力在椅子上站直身体，在站立的同时另一条腿的膝盖抬高到自己所能达到的高度，然后慢慢地后退下去就可以，多次换腿重复。在熟练后可以通过在手中附加重量来增加练习难度。

（4）动态拉伸　这项运动确实是实打实的锻炼，所以要提前做好准备，以免感到疼痛。进行这项运动，需要躺在地板上，脚平放在地上，膝盖朝上，向上抬起臀部，直到只有脚、两肩和头部接触到地板即可。一定要尽可能把臀部抬高，然后用力向上挤压臀部。当然熟练后，这也会很快变得容易，这时就可以在抬起臀部时试着伸直一条腿，只用一条腿做支撑。同时还可以在腹部区域增加一些重量，例如小哑铃或一定量的水，用手来保持身体的稳定。

（5）后抬腿　这个动作还算简单，只需要双膝跪地，双臂向两侧伸直，将一条腿从地板上抬起来，脚的方向推向天花板即可。然后把腿慢慢放下，重复交替双腿练习。刚开始的时候可能会有点难受，也可能会让你抽筋，所以一定要在练习之后做一些适当的拉伸。同样，熟练后可以增加一些踝关节的重量，比如在小腿和脚之间悬挂一个小哑铃来增加难度。

（6）侧抬腿　侧身卧躺在地板上，多放一些填充物，比如一个厚的毯子或者几块瑜伽垫，然后抬起一条腿，慢慢地把伸直保持几秒的拉伸后放下来。完成一边后，切换到另一边。这是一个用来锻炼腿部和臀部一些较小肌肉的方法。

（7）空中踢腿　这是一个来针对性锻炼腹肌和臀肌的好方法，相信每个女人在夏天都会想让这两个部位趋近于完美。平躺在床上或者瑜伽垫上，把一条腿从地面抬到45°左右，然后另一条腿也开始不间断地向上同样抬起45°，交替抬起，不间断，就像在空中跑步是一种感觉，重复练习。

上述的这些都是很好的锻炼方法，可以使臀部慢慢地变得丰满、圆滑、结实，但同样也应该重视其他的锻炼方式或有氧运动。提醒一点，凡事没有必要做得太过——每周有3次左右的训练即可，专注于让自己不断改进和尝试，很快就会拥有正确完美的曲线。

3. 外科塑形

目前，丰臀手术常见的主要有假体丰臀和自体脂肪丰臀两种，如果顾客对自己的臀部不满意的话，可针对性地进行臀部整形。假体丰臀：有膨体或者硅胶两种假体，主要针对身材比较瘦的人，身上没有太多的脂肪，只能用假体丰臀，需要多次填充，可以达到永久的效果。自体脂肪丰臀又分为：应用吸脂技术和自体脂肪注射，可以从大腿部、腰部吸取脂肪填充到臀部，矫正臀部外形的缺陷，重塑美臀效果。

4. 按摩美臀

很多人每天在关注我们的脸，却忘了保养臀部。肩颈不好知道会影响气色、睡眠、记忆等，就是因为它是人体连接脑的重要通路，同样的，臀部也是人体联通脊柱和下肢的重要通路，只要它堵塞，就会影响身体健康。按摩臀部保养的方法适用于所有的体质，臀部的按摩可以让下垂的臀部紧翘，收紧松散的肌肉，促进血液循环，消除下身水肿的情况，也可以减少下身脂肪的堆积，使臀部脂肪减少并可以防止臀部下垂。

项目任务

一、任务说明

经常做臀部按摩，不仅能有效地舒缓臀部紧绷的肌肉，调节受阻的神经，使之得到放松，也是极好的缓解疲劳的方法，而且还利于臀部肌肉的健美，调节臀部处的血液循环及新陈代谢，促进毒素排出体外，减少过多的脂肪在臀部处堆积。

1. 臀部按摩的作用

（1）温阳通络，改善血瘀　经过臀部有督脉、足太阳膀胱经、足少阳胆经、足阳明胃经等阳经，通过护理臀部，不仅可以疏通经络、补足阳气，缓解痛经、经血不畅等问题，还可以缓解腰酸等不适。

（2）排除毒素，滋养臀部肌肤　臀部是与腹部、腰部紧密相连的部位，护理臀部有利于排出腹部、腹股沟多余的脂肪和毒素，还可以促进新陈代谢，从而收紧、滋润臀部肌肤。

（3）改善体型，增强体质　臀部护理，有利于集中腹、腰、大腿部游离脂肪，上提收紧臀部肌肉，塑造完美翘臀。此外，保护臀部还可以补益阳气，调节任脉、冲脉，改善月经、白带异常等。

（4）促进血液循环，保护腹部健康　久坐少动是造成的臀部血液循环不畅、瘀血停滞的常见原因。臀部护理还具有清除聚集在盆腔部位湿气和浊气、保护女性腹部健康的作用。正如中医所言"气血遇寒则凝、不通则痛"，护理臀部能益气助阳、散寒止痛，预防和减轻坐骨神经痛、痔疮等的形成。可以改善女性盆腔内的血液循环，预防和改善妇科病。

2. 臀部按摩适应范围

① 臀部肥胖、臀部肌肉松弛下垂，想美臀的人群。

② 有不适症状的人。如女性的妇科问题（月经不调，痛经，妇科炎症，泌尿生殖问题）；上热下寒的体质；腰腿部问题（腰膝酸软、腰椎间盘突出、坐骨神经痛、带脉不畅腰际赘肉多、下肢循环不好甚至老年偏瘫，再因不运动、久坐、循环慢，便秘等）。

③ 没有以上不适症状，但是长期处于空调房、伏案工作缺乏体育锻炼的健康个体，以及有皮肤或身体保养意识的人群均可做臀部护理。

知识拓展

为什么要做臀疗？

不少女性为了留住不老容颜，不惜花血本护肤，但是得到的结果事倍功半。其实导致女性衰老的源头在盆腔，盆腔是生命的起点，在盆腔内有子宫、附件等，其掌管女性的根。由于女性的生理特征及其生育过程中盆腔环境容易发生改变，当年龄的增长，身体各机能水平也随之下降，衰老的症状就会开始出现。

从解剖学来讲，臀部位于人体的中部，上连通脊柱，下连双腿，是身体的重要部位。而且臀部盆腔内由里向前依次为：直肠、肛门（消化系统），膀胱、尿道（泌尿系统），子宫、卵巢等附件，臀部前面又有狭小的腹股沟（淋巴系统），帮助代谢排毒的。所以如果臀部不通就会使女性容易出现妇科问题、上热寒的体质、腰臀部赘肉。

从中医角度看，经过臀部有六条经络（足太阳膀胱经、足少阳胆经、足阳明胃经、足太阴脾经、足少阴肾经、足厥阴肝经），主要对应的脏腑有肝胆、脾胃、肾与膀胱。臀部是六条经络的总开关，也是连接人体上焦气血和下焦气血运行的桥梁。臀部受上焦和下焦的影响，最易受寒、湿和血瘀。臀部上面连接带脉、坐骨神经。带脉循环：中焦属于身体上下的重要桥梁，带脉瘀堵易导致上半身与下肢循环不通，形成心肾不交的症状。臀部是督脉的开始，被视为气血的总开关，督脉又是"阳脉之海"。

由此可见，抗衰老需从臀部保养开始。

二、任务实施

1. 操作前准备工作

臀部按摩操作前准备工作，见表5-1。

表5-1　臀部按摩操作前准备工作

序列	准备工作	工作内容	备注
1	设备准备	美容护理仪器，检查设备电源是否完好	认真、仔细
2	用具、用品准备	护理床单元（护理床、护理车、护理椅），毛巾3~4条、床单或浴巾2条、一次性床单巾1条、依情况准备被子1床；浴帽1个、浴巾1~2条、美容袍1件、拖鞋，护理产品、消毒用具1套等	认真、仔细
3	环境准备	安排独立单人间，保证安静、绝对隐私；设置合适的温度、湿度、音乐、灯光等	舒适、关爱
4	顾客准备	引领顾客进入护理间，为顾客介绍美容产品、仪器设备、环境，妥善保管贵重物品，并根据顾客情况，对顾客进行护理指导	态度温柔，语言柔和，人文关怀
5	美容师准备	着工作服、束发不过肩、白色软底鞋、化淡妆、修甲、洗手、去首饰，保持良好的仪容仪表；75%酒精棉球消毒双手并保持温暖、戴口罩	整洁、得体、美观、规范

2. 操作要点

（1）项目产品及护理剂量　调和按摩油，单次量20～25mL。

（2）操作部位　腰部、臀部、腿部。

（3）主要经络　循行经过臀部主要经络：足太阳膀胱经、足少阳胆经、足阳明胃经、督脉。

3. 臀部按摩操作步骤及要求

臀部按摩具体见表5-2。

表5-2　臀部按摩步骤及要求

序列	操作步骤	操作要求	备注
1	展油	双手掌从腘窝向上至腰部按抚涂抹按摩油，向下包腰	顾客俯卧位暴露腰臀部和大腿部，手法服帖
2	推经络	① 双手虎口拇指推腘窝（下）→臀（中）→腰（上）督脉，重复3遍 ② 双手虎口拇指推腘窝（下）→臀（中）→腰（上）足太阳膀胱经，重复3遍 ③ 双手掌由腘窝（下）→臀（中）→腰（上）按抚，重复3遍	手法服帖、连贯
3	腰臀整体放松	① 双手掌从臀横纹至腰部按抚3遍 ② 双手掌交替推，从八髎到腰部，重复3遍 ③ 双手虎口拇指交替从尾椎推到腰部命门穴，疏通督脉，重复3遍 ④ 双手虎口拇指交替推膀胱经，从八髎到肾俞穴，重复3遍 ⑤ 双手拇指同时点穴，沿着膀胱经从肾俞至八髎，每个穴位点2遍 ⑥ 手掌揉按八髎10遍 ⑦ 双手掌相对来回摩擦，用小鱼际搓八髎1分钟 ⑧ 手掌交替推（或拉）疏通带脉，痛点加强 ⑨ 双手同时从臀部的臀横纹到腰部按抚3遍	服帖、连贯，施力均匀 点按时要遵循轻—重—轻原则，不可用暴力 揉按手法连贯，施力沉稳 摩擦速度快，有节奏
4	臀部整体放松	① 双手按抚整个臀部和腰部3遍 ② 双手同时包切臀部到腰部3遍 ③ 双手半握拳推两侧臀部3遍 ④ 双手拇指分推两侧臀部3遍 ⑤ 双手按抚整个臀部3遍	服帖、连贯，施力沉稳

序列	操作步骤	操作要求	备注
5	单侧腿部按摩	① 双手掌横位一前一后，从腘窝向上至臀部按抚再包切下来，重复3遍 ② 双虎口打开手掌交替推腿部经络，分三条线，从腘窝至臀横纹，重复3遍 ③ 双手半握拳同时推经络，分三条线，从腘窝至臀横纹，重复3遍 ④ 双手拇指交替推经络，分三条线，从腘窝至臀横纹，重复3遍 ⑤ 双手掌从腘窝向上至臀部按抚3遍 ⑥ 双手同时从委中点穴到承扶穴，再到大腿内侧根部 ⑦ 双手交替搓腿部，由腘窝至臀横纹，重复3遍 ⑧ 双手掌从委中至臀横纹按抚3遍。	手法服帖、连贯，施力沉稳 点按时要遵循轻—重—轻原则
6	单侧臀部塑形	① 双手掌交替按抚，从臀横纹到腰骶部，重复5遍 ② 双手掌交替推，从臀横纹到腰骶部，重复5遍 ③ 双手掌交替推，从臀外到腰骶部，重复5遍 ④ 双手半握拳单边交替从臀横纹推到腰骶部，痛点加强，重复5遍 ⑤ 双手半握拳单边交替从臀外侧推到腰骶部，痛点加强，重复5遍 ⑥ 双拇指交替在大臀根部，分三段推整个臀部，一指一段，痛点加强，重复5遍 ⑦ 双手拇指重叠沿着臀部，由下至上、由外向内、分5条线推至腰骶尾部塑造臀形，每一条线推2遍 ⑧ 双手掌从股骨外侧交替推向腰骶部，重复10遍	手法服帖、连贯，施力沉稳
7	臀部整体塑形	① 双手掌包推臀部5遍，（到臀部最高点停顿2秒，是把游离的脂肪推到臀部最高点，起到提臀的效果）。 ② 双手掌以提臀方式推整个臀部10次 ③ 双手掌按抚整个臀部5遍	手法服帖、连贯，施力沉稳
8	同法做另一侧	重复第5~7步，同法做另一侧腿部和臀部，塑造臀形	
9	热疗	依顾客身体情况，为了增强按摩效果，可以用热毛巾热敷腰臀部3~5分钟或者艾灸仪熏蒸腰臀部15~20分钟或热膜敷腰臀、大腿部25~30分钟	热疗温度不宜过高；热疗过程中不能脱岗，与顾客保持良好交流
10	头部放松	按摩步骤及手法同项目二任务一头部按摩技术	时间5~10分钟

4. 操作注意事项

① 操作前了解有无禁忌证，如患有内外科急重症、严重高血压、心脏病、癫痫病，子宫附件有囊肿肌瘤、肿瘤，经期，孕期，腰臀部半年内做过重大手术及患皮肤疾病者等。

② 操作中保持操作环境安静并注意保护顾客隐私。

③ 实施按摩过程中，还应注意与顾客之间的沟通，及时了解顾客需求并调整按摩技法。

④ 按摩后4~6小时内禁止洗澡，以及提醒顾客注意防寒保暖。

⑤ 做臀部护理后，建议顾客禁食生冷、辛辣等刺激性食物，多喝温开水等。

三、疗程设计

1. 美容院护理

一个疗程10次，可以根据顾客身体状况设计疗程数量，前期（也称调理期）3次隔3天做一次；中期（称巩固期）1个星期做一次，一般按摩周期相对于前期和后期要多，具体以顾客身体状况而定；后期（称保养期）10天做一次。

2. 家居护理

① 保持合理健康的饮食：不贪冰凉和过于辛辣刺激性食物，应清淡饮食，多喝温开水加速代谢。

② 保持规律的良好的生活习惯：避免久坐、适当运动、作息规律。

③ 加强体育锻炼：科学的形体训练对于改善臀部问题、保持臀部完美曲线效果更佳。

 思考题

1. 臀部常见类型有哪些？
2. 臀部健美标准体现在哪些方面？
3. 常见臀部亚健康问题有哪些？
4. 简述影响臀部健美的因素。
5. 简述臀部按摩的作用及原理。
6. 臀部按摩的适应范围有哪些？
7. 臀部按摩操作注意事项有哪些？

▶ 自测题 ◀

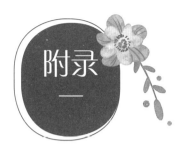

附录
一

×××美容养生馆
顾客护理档案表

姓　　名：

编　　号：

办理日期：

您的健康美丽是我们最大的快乐！

基本情况：

姓名		年龄		生日	年 月 日
家庭地址				联系电话 QQ或者微信	
星座				血型	
个人爱好					

婚姻状况	未婚□ 已婚□	居住环境	安静□
			普通□
家庭成员	老公□ 女儿□ 儿子□ 婆婆□ 公公□ 其他成员		嘈杂□
睡眠时间	充足（超过8小时）□ 不充足（4~7小时）□ 备注：	睡眠习惯	早睡（22：00之前）□ 晚睡（22：00之后）□ 备注：
运动	项目： 目的：	出汗	多□ 少□

饮食习惯：

每日进食餐数	早□	午□	晚□	早茶□ 下午茶□	宵夜□
饮食情况	经常在家吃□　经常吃快餐□　经常外卖□				
进食速度	快□			慢□	
主食	米饭□	面食□	西餐□	其他□	
加调味料	淡□		普通□	浓□	
食量	多□		8分饱□	喜欢多餐□	
喜爱味道	甜□　酸□　苦□　辣□　咸□　其他□				
油炸食物	无□　少□　普通□　多牛油□　植物油□　动物油□				
偏食	无□				
	甜□　酸□　苦□　辣□　咸□				
	肉类□　海鲜类□　蔬菜类□　淀粉质类□　其他□				
零食偏好	无□　有□　请列出：＿＿＿＿＿＿＿＿＿＿＿＿				
饮食	温开水□　冰水□　茶类□　果汁□　碳酸饮料□ 白酒□　啤酒□　其他□				
嗜好品	香烟□　每日　支　酒□　种类				
	咖啡□　每日　杯　奶□　砂糖□　人工甜味料□				
健康食品	无□	有□　分别是：＿＿＿＿＿＿＿＿＿＿＿			
保健品	无□	有□　分别是：＿＿＿＿＿＿＿＿＿＿＿			
减肥产品	无□	有□　分别是：＿＿＿＿＿＿＿＿＿＿＿			

职业状况：

主要职业					
岗位工作	办公室工作□　经常出差□　需要劳力工作□				
工作环境	空气污染程度	良好□	普通□	恶劣□	非常恶劣□
	温湿度	良好□	普通□	冷气□	暖气□
工作责任	工作量	很少□	普通□	繁多□	经常加班□
	工作压力	很少□	普通□	大□	影响作息时间和睡眠□
工作以外的必要应酬	无□	有（少□　一般□　经常□　较多□）			
应酬时间	上午□	下午□		晚上6：00至9：00□ 晚上9：00至12：00□ 深夜12：00或以后□	
	早茶□	午餐□		下午茶□	
应酬方式	晚饭□	宵夜○		KTV喝酒□	
	其他□　分别是：_____				

健康状况、保养情况：

敏感度	否□				
	是□	皮肤敏感	轻微□	普通□	严重□
		药物敏感	轻微□	普通□	严重□
月经生理	不规律□	规律□	痛经□	无痛经□	
	上次月经日期	___月___日至___月___日		周期___日	
	生理期来是否能正常工作学习	是□		否□	
妇科病	有□　无□	白带	量多□　量少□　白色□　黄色□　有异味□		
皮肤状态	有色斑□		干燥缺水□	松弛下垂□	
怀孕	是□		否□		
现在健康状况	良好□		一般□	较差□	
病态	贫血□　便秘□　肠胃疾病□　糖尿病□　心脏病□　血压高□				
	易疲劳□　其他□				
过往病史	无□	有□	请列出		
常服药物	无□	有□	请列出		
平常体温	低温□　正常□　经常发热□				
使用隐形眼镜	无□		有□（硬镜、软镜）		
减肥经历	无□	有□	减肥方式		
	成功□	失败□	原因		
日常化妆	淡妆□	浓妆□	不化妆□		
	常用化妆品品牌：_____				
个人性格	内向□	外向□	动静皆宜□		
曾用产品护肤品					
影响美容坏习惯	没有□				
	有□	咬指甲□　用手摩面□　用手擦眼□　用手擦鼻□　其他□			

身体分析表：

身高cm	_____
体重kg	_____
胸围cm	上_____cm　　中_____cm　　下_____cm
腹围cm	_____cm
臀围cm	_____cm
手臂cm	上_____cm　　前_____cm
腿部cm	大腿_____cm　　小腿_____cm
体型	瘦弱型□　匀称型□　健壮型□　肥胖型□　特胖型□
特殊体型	肩部：外展□　前倾□　斜肩□ 脊柱：驼背□　脊柱侧凸□ 手臂：过粗□　过细□　肌肉有无松弛□ 腰腹部：脂肪囤积□　髋骨倾斜□ 腿部："X"形腿□　　"O"形腿□ 足部：足弓正常□　　足弓平足□
皮肤	干性皮肤□　油性皮肤□　中性皮肤□　混合性皮肤□
皮肤特殊情况	斑□　　文身□　感染□　创口□　皮下出血□　痣□　疣□ 瘢痕□　多毛□　皱纹□　静脉曲张□
肌肉弹性	较好□　良好□　较差□
皮肤水肿	有□　无□
血液循环	良好□　差□

诊断记录表：

一期

面部皮肤诊断	
身体诊断	

二期

面部皮肤诊断	
身体诊断	

三期

面部皮肤诊断	
身体诊断	

四期

面部皮肤诊断	
身体诊断	

五期

面部皮肤诊断	
身体诊断	

设计护理方案（健康美丽计划）

一、美容院护理方案

1. 基础护理

2. 身体护理

二、家居护理

护理记录表:

	记录内容	工作人员签字	日期
护理记录			
护理记录			
护理记录			
护理记录			
护理记录			
护理记录			
护理记录			
护理记录			
护理记录			

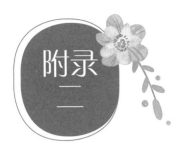

附录
二

减肥护理效果评价表

档案号：　　　　　　姓名：　　　　　　身高（cm）：

日期	次数	减肥护理前数据（cm）						
		体重	胸围			腰围	腹围	臀围
			上围	中围	下围			
		减肥护理后数据（cm）						
		体重	胸围			腰围	腹围	臀围
			上围	中围	下围			
美容师数据分析								
顾客满意度		□满意 □一般 □较差	□满意 □一般 □较差	□满意 □一般 □较差	□满意 □一般 □较差	□满意 □一般 □较差	□满意 □一般 □较差	□满意 □一般 □较差

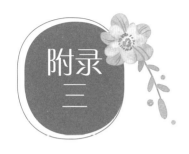

附录
三

美胸护理效果评价表

档案号：　　　　姓名：　　　　身高（cm）：

日期	次数	美胸护理前数据（cm）						
		体重	胸围			腰围	腹围	臀围
			上围	中围	下围			
		美胸护理后数据（cm）						
		体重	胸围			腰围	腹围	臀围
			上围	中围	下围			
美容师数据分析								
顾客满意度		□满意 □一般 □较差	□满意 □一般 □较差	□满意 □一般 □较差	□满意 □一般 □较差	□满意 □一般 □较差	□满意 □一般 □较差	□满意 □一般 □较差

参考文献

[1] 熊蕊，王艳，梁超兰. 身体护理技术[M]. 武汉：华中科技大学出版社，2017.

[2] 申泽宇. 美容美体技术[M]. 上海：复旦大学出版社，2020.

[3] 汤明川. 身体护理[M]. 上海：上海交通大学出版社，2009.

[4] 陈景华. 美容保健技术[M]. 北京：人民卫生出版社，2014.

[5] 陈丽娟. 美容保健技术[M]. 北京：人民卫生出版社，2014.

[6] 王恒中，王晓晨. 手足按摩图典[M]. 北京：中国轻工业出版社，2008.

[7] 蓝晓步，刘亚玲，纪剑峰. 人体经络使用图册[M]. 南京：江苏科学技术出版社，2011.

[8] 徐平. 人体经络穴位使用图册[M]. 北京：化学工业出版社，2013.

[9] 张董晓，张董喆. 一本书读懂乳房疾病[M]. 郑州：中原农民出版社，2014.

[10] 张丽宏. 美容实用技术[M]. 北京：人民卫生出版社，2014：127-140.

[11] 周新，周耕野. 足反射疗法[M]. 北京：中国医药科技出版社，2010.

[12] 宋书功. 手握健康-掌纹中的健康密码[M]. 北京：中医古籍出版社，2010.

▶ 自测题
参考答案 ◀